Anne Ahnis, Katja Amin Kotb, Katja Boguth
Harninkontinenz im Alter

Praxiswissen Gerontologie und Geriatrie kompakt

Herausgeber der Reihe:
Adelheid Kuhlmey und Wolfgang von Renteln-Kruse

Band 11

Anne Ahnis, Katja Amin Kotb, Katja Boguth

Harninkontinenz im Alter

unter Mitarbeit von
Ruth Kirschner-Hermanns und Barbara Köhler

DE GRUYTER

Autoren:

Dr. rer. nat. Dipl.-Psych. Anne Ahnis
Privatpraxis für Psychotherapie und
Regeneration
Kollwitzstraße 6
10405 Berlin
E-Mail: kontakt@psychotherapie-ahnis.de

Prof. Dr. rer. cur. Katja Boguth
Alice-Salomon-Hochschule Berlin
University of Applied Science
Alice-Salomon-Platz 5
12627 Berlin
E-Mail: boguth@ash-berlin.eu

Dr. phil. Katja Amin Kotb, M. A.
Akkon Hochschule für Humanwissenschaften
Colditzstraße 34–36
12099 Berlin
E-Mail: amin_kotb.k@gmx.net

Das Buch enthält 15 Abbildungen und 25 Tabellen.

ISBN 978-3-11-037731-6
e-ISBN (PDF) 978-3-11-037830-6
e-ISBN (EPUB) 978-3-11-038734-6

Library of Congress Control Number: 2020944771

Bibliografische Information der Deutschen Nationalbibliothek
Die Deutsche Nationalbibliothek verzeichnet diese Publikation in der Deutschen Nationalbibliografie; detaillierte bibliografische Daten sind im Internet über http://dnb.d-nb.de abrufbar.

© 2021 Walter de Gruyter GmbH, Berlin/Boston
Einbandabbildung: AlexRaths / Gettyimages
Satz/Datenkonvertierung: L42 AG, Berlin
Druck und Bindung: CPI books GmbH, Leck

www.degruyter.com

Vorwort der Reihenherausgeber

Das Wissen über das Alter oder das Altern und die damit einhergehenden Veränderungen, beispielsweise des Körpers, der Funktionsweisen seiner Organsysteme und der geistigen, seelischen und sozialen Fähigkeiten alt gewordener Menschen, nimmt permanent zu. Hier den Überblick zu behalten, ist aufgrund der wachsenden Zahl beteiligter Wissenschaften nicht einfach. Zudem vergeht i. d. R. erhebliche Zeit, bis Wissen mit Anwendungsbezug verfügbar ist und tatsächlich im Alltag seinen Niederschlag findet. Dies gilt auch für Inhalte mit Bezug zur medizinischen, therapeutischen oder pflegerischen Versorgungspraxis für alte Menschen. Harninkontinenz im Alter ist ein häufig auftretendes Gesundheitsproblem, das nicht allein auf altersphysiologische Veränderungen zurückzuführen, sondern vielmehr multifaktoriell ist und beispielsweise als unerwünschte Begleiterscheinung einer anderen Erkrankung oder auch medikamentösen Therapie auftreten kann.

In der Buchreihe **„Praxiswissen Gerontologie und Geriatrie kompakt"** wurden in bereits zehn veröffentlichten Bänden Themen und aktuelle Wissensbestände dargelegt, die für die alltägliche Praxis professioneller Arbeit für und mit alten Menschen hohe Bedeutung haben. So erschienen die Bände „Arzneimittel im Alter", „Schmerz im Alter", Pflegebedürftigkeit" im Alter", „Ernährung im Alter", „Mobilität und Verkehrssicherheit im Alter", „Demenzielle Erkrankungen im Alter", „Chronische Wunden im Alter", „Zahn- und Mundgesundheit im Alter", Migration und Alter" sowie „Gewalt und Alter". Der vorliegende, die Buchreihe *ergänzende* Band zum Thema „Harninkontinenz im Alter", vermittelt Informationen und Handlungsmöglichkeiten für Ärzte, Pflegende, Physiotherapeuten und Psychologen, die an der Versorgung älterer und alter Menschen mit Harninkontinenz mitwirken. Dieses Wissen wird anschaulich anhand eines Fallbeispiels dargestellt.

Die Reihe richtet sich traditionell an alle Berufsgruppen, die in gesundheitsrelevanten Versorgungsbereichen mit älteren und alten Menschen tätig sind. Der Band zum Thema Harninkontinenz im Alter ermöglicht eine auf (interprofessionellem) fachspezifischem Wissen fußende und die Patientenperspektive berücksichtigende optimale Behandlungsplanung, die nicht allein eine Heilung der Erkrankung bzw. Verbesserung der Symptome verfolgt, sondern insbesondere auch auf eine Steigerung der Lebensqualität abzielt.

Mit der Zunahme der Zahl alter Menschen ist davon auszugehen, dass die Zahl der von Harninkontinenz Betroffenen steigt. Aufgrund der Tabuisierung von Harninkontinenz ist zudem anzunehmen, dass weit mehr Personen davon betroffen sind als bekannt ist; hinzukommt, dass Probleme beim Ausscheidungsverhalten im Alter – von Betroffenen, aber auch Professionellen – oft als „normal" wahrgenommen werden und damit unbehandelt bleiben. Bekannt ist, dass Menschen, die von Harninkontinenz betroffen sind, unter vielfältigen psycho-sozialen Belastungen leiden und in ihrer Lebensqualität erheblich eingeschränkt sind.

https://doi.org/10.1515/9783110378306-201

Ziel der Autorinnen ist es in diesem Band anhand eines realen Fallbeispiels den Weg von der Erstanamnese bis hin zu einer interprofessionellen Therapieplanung darzustellen. Die Besonderheit des Bandes liegt darin, dass die Fallbearbeitung auf Grundlage des von der Weltgesundheitsorganisation empfohlenen *International Classification of Functional Disability-Systems* (ICF) erfolgt, welches auf dem bio-psycho-sozialen Modell von Gesundheit fußt. Zuerst werden im Band die Grundlagen zu Harninkontinenz im Alter skizziert. Danach finden die Leserinnen und Leser mit Bezug auf das Fallbeispiel Abhandlungen zum Gesundheitsproblem Harninkontinenz aus den jeweiligen versorgungsrelevanten Fachperspektiven – d. h. aus der ärztlichen, pflegerischen, physiotherapeutischen und psychologischen Sicht. Im Anschluss daran werden die einzelnen Fachperspektiven im Zuge einer interprofessionellen Fallkonferenz zusammengeführt und unter Berücksichtigung der Patientenperspektive der Behandlungsplan abgeleitet, aus dem sich wiederum die fachspezifischen Interventionen herleiten.

Als Herausgeber der Buchreihe „Praxiswissen Gerontologie und Geriatrie kompakt" danken wir den Autorinnen des Bandes, dass sie sich dieser Disziplinen-übergreifenden Aufgabe stellten. Dem Verlag Walter De Gruyter sind wir dankbar, dass er diese ergänzende Idee zu unserer interdisziplinären Reihe aufgriff und nochmals umsetzte.

Adelheid Kuhlmey und Wolfgang von Renteln-Kruse

Inhalt

Autorenverzeichnis

Dr. rer. nat. Dipl.-Psych. Anne Ahnis
Privatpraxis für Psychotherapie und
Regeneration
Kollwitzstraße 6
10405 Berlin
E-Mail: kontakt@psychotherapie-ahnis.de

Dr. phil. Katja Amin Kotb, M. A.
Akkon Hochschule für Humanwissenschaften
Colditzstraße 34–36
12099 Berlin
E-Mail: Katja.AminKotb@akkon-hochschule.de

Prof. Dr. rer. cur. Katja Boguth
Alice-Salomon-Hochschule Berlin
University of Applied Science
Alice-Salomon-Platz 5
12627 Berlin
E-Mail: boguth@ash-berlin.eu

unter Mitarbeit von:

Prof. Dr. med. Ruth Kirschner-Hermanns
Klinik der Urologie und Kinderurologie
Neuro-Urologie
Universitätsklinikum Bonn
UND
Neuro-Urologie
Neurologisches Rehabilitationszentrum
Godeshöhe e.V.

Prof. Dr. rer. medic. Barbara Köhler
Praxis für Beckenboden-Gesundheit
Mühlegasse 25
8001 Zürich, Schweiz
E-Mail: info@beckenboden-gesundheit.ch
www.beckenboden-gesundheit.ch

1 Einleitung

Die Fähigkeit, Ausscheidungen zu kontrollieren, wird bereits im frühen Kleinkindalter erlernt. Kontinenz gehört zu einer gesellschaftlich erwarteten Verhaltensweise, Nicht-Einhalten der Kontinenz erzeugt bei Betroffenen Schamgefühle und verursacht vielfältige psycho-soziale Belastungen [1].

Ältere Menschen sind häufig von Harninkontinenz betroffen [2–5]. Trotz der hohen Prävalenz im Alter ist Harninkontinenz keine „normale Alterserscheinung", denn sie tritt nicht zwangsläufig bei alten Menschen auf. Anders als bei jüngeren Betroffenen sind es bei älteren Menschen meistens mehrere Faktoren, die eine Harninkontinenz auslösen (z. B. [6–9]).

Harninkontinenz ist ein gesellschaftliches Tabuthema. Betroffene Frauen und Männer tragen ihre Beschwerden einer Ärztin oder einem Arzt oft nicht vor [10], jedoch auch Ärztinnen und Ärzte erheben den Kontinenzstatus nicht immer routiniert [11]. Zudem wird der Umgang mit Inkontinenz seitens der Ärztinnen und Ärzte sowie weiblichen und männlichen Pflegekräfte mit betroffenen Frauen und Männern, wenn sich die Betroffenen dazu durchgerungen haben, ihre Inkontinenz zu offenbaren, von Geschlechterspezifika beeinflusst – so geht es einerseits um das Geschlecht an sich, den Intimbereich einer Person, bei dem eine Fehlfunktion vorliegt; andererseits gilt es einer gleich- oder gegengeschlechtlichen Person diese Fehlfunktion preiszugeben. Entsprechend werden die Interaktion und Kommunikation zwischen Betroffenen und Versorgenden von Geschlechteraspekten beeinflusst (z. B. [12–14]); so wird beispielsweise das Thema Inkontinenz von betroffenen Frauen eher mit Ärztinnen als mit Ärzten besprochen [15,16].

Mit Blick auf ein defizitäres Versorgungsbild von älteren Frauen und Männern, bei denen eine Harninkontinenz vorliegt, steht in diesem Band die interprofessionelle Versorgung von Harninkontinenz im Fokus. Ziel ist, einen Weg für eine sorgfältige Diagnoseerhebung und die Entwicklung eines interprofessionellen Therapieplans aufzuzeigen, um so die Symptomatik bestmöglich zu verbessern und die Hilfsmittelversorgung zu optimieren – mit dem Ziel, die Lebensqualität der betroffenen Frauen und Männer zu steigern.

Dafür bedienen sich die Autorinnen dieses Bandes eines Fallbeispiels. Den Fall „Herr Hans" gibt es wirklich: der von Harninkontinenz betroffene Mann wurde im Rahmen der Promotion der Mitautorin Anne Ahnis interviewt [1]. So benötigt es keiner Fallkonstruktion, der reale Herr Hans begleitet durch diesen Band und wird von einem interprofessionellen Team, bestehend aus einer Pflegefachkraft, einer Ärztin, einer Physiotherapeutin und einer Psychologin, die alle in einem Kontinenzzentrum tätig sind, versorgt. Konstruiert ist, dass die hier beschriebene Teamkonstellation nur aus weiblichen Akteurinnen besteht – daher wird zugunsten der anschaulichen Fallbearbeitung auch nur in dieser Geschlechterform agiert, natürlich gibt es ebensolche professionellen männlichen Akteure in der Gesundheitsversorgung – Geschlechterspezifika in der Kommunikation und Interaktion zwischen Ärztin bzw. Arzt und Pa-

https://doi.org/10.1515/9783110378306-001

tientin bzw. Patienten finden jedoch in diesem Band keine Betrachtung, es steht die Interprofessionalität im Fokus.

Das Kontinenzzentrum, in das sich Herr Hans zur Abklärung seiner Harninkontinenz begibt, ist jedoch surreal, solche Versorgungseinrichtungen gibt es bisher lediglich in Ansätzen und bei weitem nicht flächendeckend für alle betroffenen Frauen und Männer erreichbar. Die beschriebene Zusammenarbeit der Gesundheitsfachberufe ist somit visionär.

Die Fallpräsentation von Herrn Hans soll veranschaulichen, dass bei Harninkontinenz im Alter nicht primär die Heilung der Erkrankung im Vordergrund steht. Vielmehr gewinnen insbesondere durch eine gute Verzahnung des interprofessionellen Teams eine optimale Versorgung und Therapie sowie eine verbesserte Lebensqualität mit einer Verringerung des Belastungserlebens an Gewicht und werden als erreichbare Ziele definiert.

Der Band „Harninkontinenz im Alter" richtet sich an alle Gesundheitsversorgerinnen und Gesundheitsversorger, die mit der Behandlung harninkontinenter Menschen betraut sind. Er soll anregen, berufsübergreifend zu denken und veranschaulichen, welchen Mehrwert eine interprofessionelle Herangehensweise in der Patientenversorgung insbesondere bei Harninkontinenz bringen kann – für die Patientinnen und Patienten wie auch für das Behandlungsteam. Dabei wird evidenzbasiert vorgegangen und sich an aktuellen internationalen und nationalen Leitlinien und Standards orientiert (so z. B. [17–21]).

In die Thematik Harninkontinenz im Alter einleitend (Kap. 2) werden zunächst definitorische Grundlagen und epidemiologische Daten präsentiert (Kap. 2.1, Kap. 2.2). Es wird auf die altersbedingten physiologischen Veränderungen die Kontinenzerhaltung betreffend eingegangen (Kap. 2.3). Anschließend werden die Formen der Harninkontinenz, die im Alter besonders relevant sind, und ihre Ursachen beschrieben (Kap. 2.3). Weiter werden Risikofaktoren für die Entwicklung einer Harninkontinenz vorgestellt – das sind insbesondere Faktoren, die nicht den unteren Harntrakt oder das kleine Becken betreffen (Kap. 2.4). Im Anschluss daran erfolgt die Darstellung der interprofessionellen Versorgungsmöglichkeiten von Harninkontinenz bei alten Frauen und Männern (Kap. 3), wobei zunächst die Voraussetzungen interprofessioneller Zusammenarbeit erläutert werden (Kap. 3.1). Da sich in der Fallerarbeitung der ICF – Internationale Klassifikation der Funktionsfähigkeit, Behinderung und Gesundheit (engl. International Classification of Functioning, Disability and Health) der WHO [22] als Erhebungs- und Planungsinstrument bedient wird, werden das Klassifikationssystem und dessen Mehrwert kurz erläutert (Kap. 3.2). Es folgen die Fallpräsentation „Herr Hans" und die Fallbearbeitung mit den Schritten: pflegerische, ärztliche, physiotherapeutische und psychologische Diagnoseerhebung (Kap. 3.4), die Entwicklung eines gemeinsamen Therapieplans im Zuge einer interprofessionellen Fallkonferenz (Kap. 3.5), die Darstellung der professionsspezifischen Interventionspläne (Kap. 3.6) sowie ein Abschlussbericht einschließlich der ICF-Kodierung (Kap. 3.7). Die Gliederung schließt mit der Diskussion der Fallbearbeitung ab (Kap. 4).

Eine Limitation bringt die in diesem Modulheft gewählte Erarbeitung des Themenschwerpunkts „Harninkontinenz im Alter" anhand eines Fallbeispiels mit sich: es werden nicht alle Diagnoseverfahren und Therapiemöglichkeiten, die den Mitgliedern des professionellen Teams aus Pflege, Medizin, Physiotherapie und Psychotherapie zur Verfügung stehen, erwähnt und dargestellt – dafür gibt es je nach Profession eine Vielzahl an ausgewiesener Literatur, die hier nicht repliziert werden soll. Vorliegend stehen der Fall und dessen interprofessionelle Bearbeitung im Fokus mit der Intention aufzuzeigen, welchen Gewinn diese (visionäre) Versorgungsform für betroffene Frauen und Männer sowie die Behandelnden mit sich bringen kann.

Ganz dem Ansatz des Buches folgend hat ein interprofessionelles Autorinnenteam an diesem Band mitgewirkt. So ist dieser Band unter der Mitarbeit von Frau Professor Dr. Ruth Kirschner-Hermanns und Frau Professor Dr. Barbara Köhler entstanden, für deren ausgewiesene Fachexpertise wir uns ausdrücklich bedanken. Darüber hinaus haben Herr Professor Dr. Andreas Wiedemann, Herr Prof. Dr. Melvin Mohokum und Herr Dr. Waleed Amin Kotb die inhaltliche Ausgestaltung unterstützt, wofür ihnen ein großer Dank ausgesprochen wird.

2 Harninkontinenz im Alter

2.1 Definition und Besonderheit von Harninkontinenz im Alter

Von Harninkontinenz – dem unfreiwilligen Verlust von Urin [20] – sind weltweit mehr als 200 Millionen Menschen betroffen. Aufgrund der Tabuisierung der Erkrankung kann von einer höheren Dunkelziffer ausgegangen werden. Mit zunehmendem Alter steigt die Wahrscheinlichkeit, von Harninkontinenz betroffen zu sein [5]. Alter(n) ist mehrdimensional und individuell als Prozess und physiologisches Geschehen zu begreifen [23,24]. Nicht das kalendarische Alter allein, sondern das Wechselspiel zwischen biologischen, sozialen und psychologischen Alterungsprozessen bestimmt darüber, wann eine Person „alt" ist. Diese Altersdimensionen können sich in ihrem Zahlenwert voneinander unterscheiden und vom kalendarischen Alter abweichen.

Wie auch das Alter(n) ist – wie einleitend bereits erwähnt und in Kap. 2.4 dargestellt – Harninkontinenz ebenso ein multifaktorielles und individuelles Geschehen. Stereotype und Vorurteile über inkontinente alte Menschen wie z. B. die Annahme, Harninkontinenz sei eine natürliche Alterserscheinung und nicht behandelbar, sind aufzuheben.

Kontinenz ist die Fähigkeit, die Blase willkürlich und zur passenden Zeit an einem geeigneten Ort zu entleeren [17]. Es handelt sich bei der Blasenentleerung um einen zwar alltäglichen, jedoch höchst komplexen Vorgang: Die normale Blasenfunktion besteht darin, den Harndrang wahrzunehmen, der durch die gefüllte Blase entsteht, die Kontraktion der Blase hinauszuzögern, die Miktion willentlich zu starten und eine vollständige Blasenentleerung herbeizuführen. Darüber hinaus müssen weitere körperliche Voraussetzungen wie beispielsweise die Geh-, Steh- und Balancefähigkeit sowie Arm-, Hand- und Fingerfertigkeiten vorliegen, um die Blasenentleerung selbständig durchführen zu können [17]. Auch kognitive Fähigkeiten wie die Interpretation des Harndranggefühls als Zeichen einer vollen Blase und das Erkennen des Wegs zu einer Toilette sowie das Erkennen einer Toilette als einen für die Urinausscheidung geeigneten Ort sind für die Kontinenz unerlässlich. Das Deutsche Netzwerk für Qualitätsentwicklung in der Pflege (2014) weist zusätzlich auf die Bedeutung kommunikativer Fähigkeiten hin. Hierzu gehört auch die Fähigkeit, um Hilfestellung bitten zu können, wenn Einschränkungen beim selbständigen Toilettengang bestehen [17].

https://doi.org/10.1515/9783110378306-002

Merke: Gemäß International Continence Society [20] wird Harninkontinenz als „jeglicher unfreiwilliger Harnverlust" definiert.

Alter(n) ist ein multidimensionales Geschehen, einzelne Altersdimensionen können deutlich vom kalendarischen Alter abweichen.

Ausscheidungsorgane müssen nicht nur „funktionieren", damit Menschen kontinent sind – Kontinenz ist von weiteren körperlichen und geistigen Fähigkeiten abhängig. Gerade in diesen Bereichen liegen bei alten Menschen häufig Einschränkungen vor.

Harninkontinenz im Alter muss wie auch bei jungen Menschen adäquat diagnostiziert werden, um eine erfolgreiche Behandlung einleiten zu können.

2.2 Epidemiologie und Prävalenz

Harninkontinenz kann in jedem Lebensalter auftreten und sowohl Frauen als auch Männer betreffen. Einen hohen Einfluss auf die Erkrankungshäufigkeit haben jedoch das zunehmende Lebensalter einer Person und ihr Geschlecht [25].

In wissenschaftlichen Studien, die das Vorkommen der Harninkontinenz untersuchten, wurden bei Personen ab 60 Jahren und älter, Prävalenzraten festgestellt, die zwischen zwölf und 61 Prozent liegen [5,26]. Hierbei sind Frauen bis zum 75. Lebensjahr doppelt so häufig betroffen wie Männer, bei Hochaltrigen (85 Jahre und älter) gleichen sich die Prävalenzraten beider Geschlechter an [2,26–28].

Eine deutsche Repräsentativumfrage von Beutel und Kollegen [3] (siehe Tab. 2.1) sowie eine neuere Befragung (nur Frauen) aus 2017 von Pedersen und Kollegen [5] bestätigen diese internationalen Befunde und zeigen ebenfalls einen Anstieg der Prävalenzraten mit zunehmenden kalendarischem Alter.

Betrachtet man Einrichtungen der stationären Langzeitpflege, sind die Prävalenzraten der Harninkontinenz besonders hoch; in deutschen Pflegeheimen liegen sie bei 69,4 bis 80 Prozent [6,29]. Dies ist dem Umstand geschuldet, dass Menschen

Tab. 2.1: Prävalenz der Harninkontinenz (Frauen und Männer) in der deutschen Normalbevölkerung nach Altersgruppen [3].

	Männer (n = 881)		Frauen (n = 1120)		Gesamt (n = 2001)	
	n	%	n	%	n	%
18–40 Jahre	10	3,6	31	7,8	4	6,1[a]
41–60 Jahre	24	7,4	42	11,3	66	9,5
> 60 Jahre	50	17,9	95	27,1	145	23,0
Gesamt	84	9,5[b]	168	15,0	252	12,6

[a] Für Altersklassen $\chi^2(2) = 94,21$; $p < 0,0001$; [b] für Geschlecht $\chi^2(1) = 13,37$; $p < 0,001$.

immer häufiger erst dann in eine Pflegeeinrichtung übersiedeln, wenn bereits ein erheblicher Pflegebedarf besteht und damit bereits massivere Einschränkungen bei kognitiven und körperlichen Fähigkeiten vorliegen, die sich ungünstig auf die Kontinenzsituation auswirken.

> **Merke:** Frauen sind in jüngeren Jahren häufiger von Harninkontinenz betroffen. Mit zunehmendem Alter kommt es zu einem Anstieg der Prävalenzraten von Harninkontinenz bei beiden Geschlechtern und die Unterschiede zwischen den Geschlechtern hinsichtlich der Prävalenz heben sich auf.

2.3 Physiologie des Miktionsvorgangs

Die gesunde Blase hat zwei gegensätzliche Funktionen: zum einen die der Harnsammlung (Speicherfunktion) und zum anderen die Aufgabe der Miktion unter willkürlicher Kontrolle (Entleerungsfunktion). Diese Funktionen werden durch das komplexe Zusammenspiel neuromuskulärer Strukturen ermöglicht. Blase, Harnröhre und quergestreifte Sphinktermuskulatur sowie die Beckenbodenmuskulatur bilden hierbei eine Funktionseinheit.

Zu einem intakten Miktionsreflex zählen:
- adäquate Blasensensibilität,
- willkürliche Miktionseinleitung und Fähigkeit der Miktionsunterbrechung sowie
- während der Miktion der Synergismus zwischen Detrusorkontraktion (Kontraktion der Blasenleerungs-Muskulatur) und Relaxation der quergestreiften Sphinktermuskulatur und der proximalen Harnröhre.

Ferner zählt die restfreie Blasenentleerung durch eine anhaltende Detrusorkontraktion dazu [30].

Dieser komplexe Miktionsvorgang gestaltet sich im Einzelnen wie folgt: Der für die Kontinenz wesentliche Harnröhrenverschluss (siehe Abb. 2.1a) wird durch die Tonuserhöhung der Schließmuskulatur (äußerer und innerer Schließmuskel) der Harnröhre bei relaxiertem Detrusor sichergestellt. Diese überwiegt gegenüber dem Binnendruck der Blase während der Füllungsphase [31]. Durch eine passive Übertragung des Drucks im Bauchraum (Abb. 2.1b) erhöht sich der Druck auf die Urethra von außen.

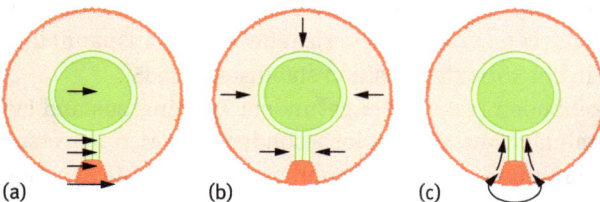

(a)　　　(b)　　　(c)

Abb. 2.1: Physiologie des Kontinenzmechanismus: (a) Harnröhrenverschluss, (b) passive Druckübertragung, (c) aktive Druckübertragung (modifiziert nach [33]).

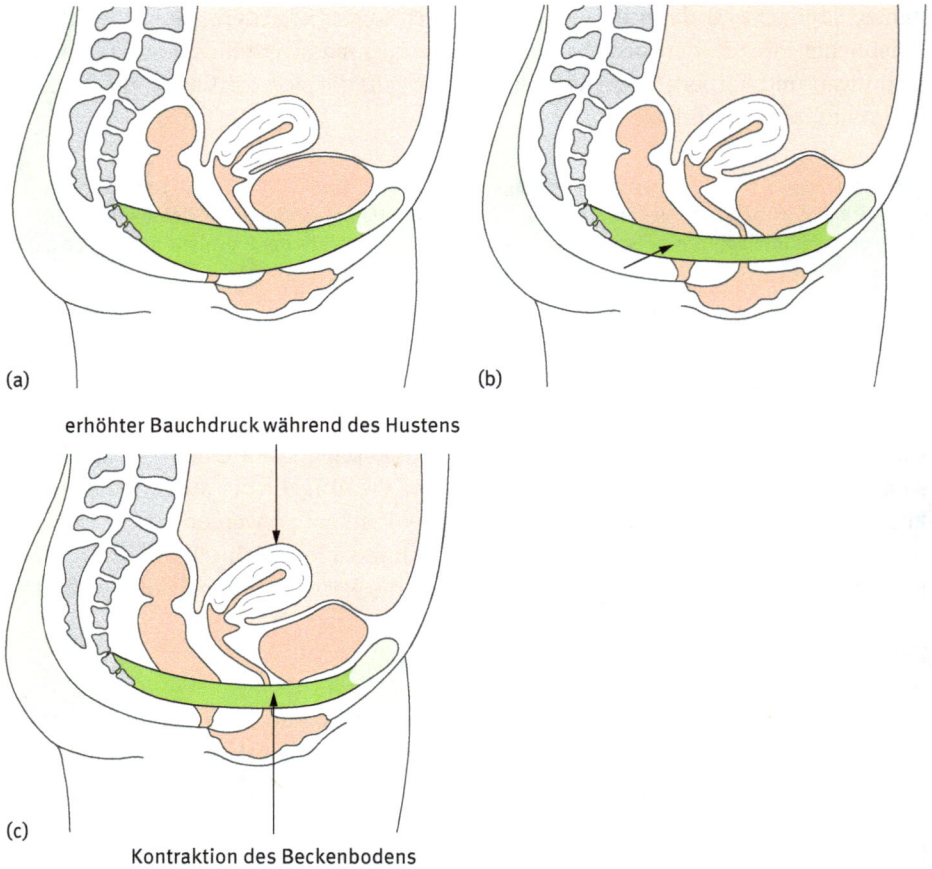

(a)　　　　　　　　　　　　　　　　　　　　　　　(b)

erhöhter Bauchdruck während des Hustens

(c)

Kontraktion des Beckenbodens

Abb. 2.2: Die Reflexaktivität des Beckenbodens auf Erhöhung des intraabdominalen Druckes: (a) Beckenbodenmuskulatur im entspannten Zustand; (b) Beckenbodenmuskulatur bei willkürlicher Anspannung; (c) Reflexaktivität des Beckenbodens bei Erhöhung des intraabdominalen Drucks.

Durch die aktive Druckübertragung durch den Beckenboden (Abb. 2.1c) wird unter anderem die Schließmuskulatur der Harnröhre aktiviert, wobei der innere Schließmuskel reflektorisch und der äußere Schließmuskel bewusst aktiviert werden [32,33].

Die Beckenbodenmuskulatur (siehe Abb. 2.2) unterstützt den Harnröhrenverschlussdruck bei jeglicher Erhöhung des intraabdominalen Drucks, wie z. B. beim Husten, Niesen, Heben und Tragen von Lasten, indem sie reflektorisch anspannt und die Blase sowie die Harnröhre in der korrekten Position stabilisiert [34,35].

Ein funktionsfähiger Beckenboden reagiert bei gesundem Trainingszustand synergistisch mit der tiefen abdominalen Muskulatur, insbesondere dem M. transversus abdominis, den lumbalen Mm. multifidii und dem Diaphragma [36–38]. Die Synergie

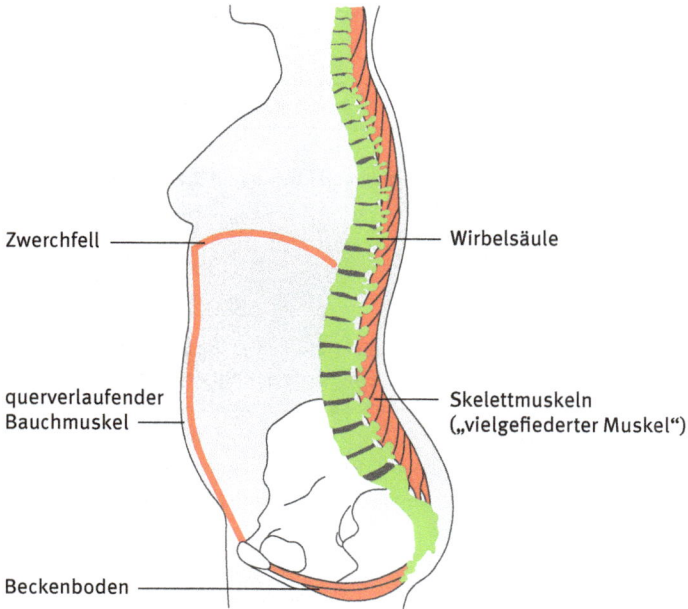

Zwerchfell

Wirbelsäule

querverlaufender
Bauchmuskel

Skelettmuskeln
(„vielgefiederter Muskel")

Beckenboden

Abb. 2.3: Muskulatur der lumbo-pelvischen Kontrolle.

dieser Muskelgruppen, die in Abb. 2.2 und Abb. 2.3 dargestellt sind, wird auch als Muskulatur der lumbo-pelvischen Kontrolle bezeichnet [39,40].

Bei mangelhaftem Trainingszustand der Bauchmuskulatur und Auswölbung der Bauchdecke bei vermindertem Tonus nach vorn, wird die Funktionsweise der oben beschriebenen physiologischen Muskelarbeit der lumbo-pelvischen Kontrolle behindert. Wenn zusätzliches abdominales Gewicht hinzukommt, entstehen häufig Haltungsschäden sowie eine Störung physiologischer Bewegungsabläufe. Neben den Druckveränderungen im Bauchraum kommt es zu Lageveränderungen der Organe, insbesondere der Blase, die unter vermehrten Druck auf das Schambein (Os pubis) gerät und durch den Beckenboden nicht ausreichend gestützt wird.

Zudem können wie oben bereits erwähnt (siehe Kap. 2.1) altersbedingte neurologische und physiologische Veränderungen zusätzlich das Funktionieren der lumbo-pelvischen Kontrolle beeinträchtigen [41]. Entsprechend können altersbedingte Veränderungen des Beckenbodens, der Blase, der Harnröhre, bei Frauen der Vagina und bei Männern der Prostata (zusammengefasst in Tab. 2.2) eine Entwicklung einer Harninkontinenz im Zuge des Alterungsprozesses begünstigen.

Wie in Tab. 2.2 ersichtlich, nehmen die Innervation und Anzahl quergestreifter Muskelfasern des *Beckenboden*gewebes im Alter ab. Eine reduzierte Kontraktilität des Beckenbodens ist die Folge. Zusätzlich kommt es zu einer Reduktion der Elastizität des Bindegewebes (nachgewiesen bei Frauen [42]) – die Stützfunktion des Beckenbodens ist nicht mehr ausreichend gewährleistet.

Tab. 2.2: Altersbedingte Veränderungen, die möglicherweise zu einer Harninkontinenz führen (Tabelle übersetzt aus [42], eigene Übersetzung).

altersbedingte Veränderungen	mögliche Auswirkungen auf die Kontinenz
Blasenultrastruktur in der Elektronenmikroskopie – dysjunction pattern (Neugebildete Zellprotus- ionen, die für die Kalziumionen einen reduzier- ten Widerstand bedeuten. Dadurch kommt es zu elektrischen Kurzschlussverbindungen, bei der ganze Muskelareale synchron stimuliert werden können.)	Blasenhyperaktivität und Dranginkontinenz
– Muskelschwäche durch Kollageneinlagerung und Vakuolenbildung, Nervenimpulsstörung	beeinträchtigte/schwache Blasenkontrak- tilität, erhöhter Restharn und verringerte funktionelle Blasenkapazität
Blasenfunktion – verringerte Funktionskapazität – vermindertes Füllungsempfinden – Detrusorhyperaktivität – verringerte Detrusorkontraktilität – erhöhter Restharn	erhöhte Wahrscheinlichkeit von Harnwegs- symptomen und Harninkontinenz
Harnröhre – niedriger Verschlussdruck bei Frauen	erhöhte Wahrscheinlichkeit von Belastungs- und Dranginkontinenz
Prostata – erhöhte Inzidenz gutartiger Prostata- vergrößerung – erhöhte Inzidenz von Prostatakarzinomen	erhöhte Wahrscheinlichkeit von Harnwegs- symptomen, Restharnbildung und Drang- inkontinenz
lokaler Östrogenmangel (Frauen)	– erhöhte Inzidenz atropher Vaginitis und deren Begleiterscheinungen – erhöhte Inzidenz von wiederkehrenden Harnwegsinfekten
nächtliches Polyuriesyndrom	erhöhte Nykturie und nächtliche Inkontinenz
veränderte Konzentration und Wirkung zentraler und peripherer Neurotransmitter	erhöhte Wahrscheinlichkeit einer Funktions- störung der unteren Harnwege
veränderte Immunfunktion	erhöhte Wahrscheinlichkeit von wieder- kehrenden Harnwegsinfekten
erhöhte Prävalenz von Schäden an der weißen Substanz im Gehirn	erhöhte Prävalenz von starkem Harndrang, verknüpft mit kognitiven Beeinträchtigungen und beeinträchtigter Mobilität

Submukosa (Bindegewebsschicht) und Detrusormuskulatur durchsetzen sich mit kollagenen Fasern, was einen Elastizitätsverlust des M. Detrusor vesicae (Harnblasenwandmuskulatur) bewirkt und eine verminderte Kapazität der Blase mit verkürzten Entleerungsintervallen zur Folge haben kann [8,43].

Verbunden damit ist eine Veränderung des Rezeptorprofils der Harnblase, so dass eine reduzierte Wahrnehmung des Harndranges die Folge ist.

Der Alterungsprozess bringt zudem zentrale und periphere Veränderungen des Nervensystems und des Reflexmusters der Blase mit sich. Durch eine fehlende kortikale Hemmung der Harnblase ist eine Überaktivität des M. Detrusor bis hin zu kaum unterdrückbaren ungewollten Kontraktionen möglich, was die Drangkomponente und die Entleerungshäufigkeit verstärkt. Dies wird insbesondere nachts als störend empfunden [44]. Bei den ungewollten massiven Kontraktionen des M. Detrusor ist selbst eine gesunde Schließmuskulatur der Urethra nicht in der Lage, die Kontinenz zu gewährleisten.

Altersveränderungen können andererseits auch eine Hypokontraktilität der Blase verursachen, die zu Restharnbildung führen kann. Diese wiederum erhöht die Infektanfälligkeit und kann in irritativen Miktionsbeschwerden resultieren. Dabei sollten aber die im Alter häufigen Bakteriurien nicht mit Harnwegsinfekten verwechselt werden.

Im Alter vermindert sich außerdem die Schließfähigkeit der *Harnröhre*, insbesondere bei Frauen, weil unter anderem der Östrogenspiegel gesenkt ist und eine Vielzahl von Faktoren die physikalischen Eigenschaften der Schleimhaut negativ beeinflussen. Hierzu gehören insbesondere der ultrastrukturelle Aufbau des Vaginalepithels, die Viskosität, die Zusammensetzung der bakteriellen Standortflora, die Struktur des submukösen Venenplexus der Harnröhre [8]. Die Minderung der Qualität der Schleimhaut führt zudem ebenso zu einer Erhöhung der Infektanfälligkeit und zu leichter Irritierbarkeit. Die stützende Wirkung der Harnröhre kann durch die Senkung oder Verengung der Vaginalwand nachlassen. Weiter kann im Rahmen der allgemeinen Muskelatrophie auch die Schließmuskulatur abgeschwächt sein. Beim Mann kann es im Alter zumeist durch eine benigne Prostatahyperplasie zu einer bedingten infravesikalen Obstruktion kommen. Weitere Ursachen einer infravesikalen Obstruktion, insbesondere beim Mann, sind Blasenhalssklerose (Fibrose oder Starre des Blasenhalses), Verengung der Harnröhre (Urethrastriktur) oder eher selten, bei Mann und Frau möglich, eine Enge der Harnröhrenmündung (Meatusstenose).

Merke: Altersphysiologische Veränderungen des Urogenitalbereichs stellen nicht immer eine direkte Ursache einer Harninkontinenz dar, da sie auch bei kontinenten alten Menschen auftreten [45]. Sie führen jedoch dazu, dass im Alter eine Prädisposition für eine Harninkontinenz besteht [8,45,46].

Altersbedingte Veränderungen der Ausscheidungsorgane rufen zunächst kontinenzerhaltende Verhaltensweisen hervor, wie z. B. häufige Toilettengänge, Reduktion der Trinkmenge sowie Aufenthalte in der Nähe einer Toilette und kompensieren so die nachlassende Funktionsfähigkeit des Körpers [47,48].

Erst wenn auch die anderen für den Kontinenzerhalt erforderlichen Bedingungen im Alter beeinträchtigt werden, entwickelt sich eine Harninkontinenz.

2.4 Risikofaktoren der Harninkontinenz im Alter

Neben den in Kap. 2.3 beschriebenen altersabhängigen Veränderungen der Ausscheidungsorgane, die eine Prädisposition für eine Harninkontinenz bedingen, können verschiedene Risikofaktoren die Kontinenz beeinträchtigen.

Unter Risikofaktoren werden Faktoren verstanden, welche die Wahrscheinlichkeit für das Auftreten einer oder mehrerer Krankheiten über das allgemeine Krankheitsrisiko hinaus vermindern oder erhöhen [49]. Dabei werden Bevölkerungsgruppen und keine einzelnen Personen betrachtet. Risikofaktoren umfassen ein bestimmtes Verhalten, den Lebensstil einer Person, die soziale Schicht, die Exposition gegenüber Umweltfaktoren sowie angeborene oder vererbte Faktoren [49]. Sie können demnach in personenbezogene und umgebungsbezogene Faktoren untergliedert werden, die wiederum einander bedingen. Eine eingeschränkte Gehfähigkeit stellt beispielsweise einen personenbezogenen Faktor dar, da er direkt mit der persönlichen Konstitution der betroffenen Person in Verbindung steht. Eine Person mit einer körperlichen Funktionseinschränkung hat aufgrund ihres personenbezogenen Risikofaktors mehr Schwierigkeiten, die Toilette zur rechtzeitigen Blasenentleerung zu erreichen. Ein schlecht beleuchteter Weg zu einer Toilette mit einer schwer zu öffnenden Tür, stellen hingegen umweltbezogene Faktoren dar. Eine körperlich agile Person könnte die Tür mit einiger Kraftanstrengung sicherlich öffnen und damit den umweltbezogenen Risikofaktor überwinden bzw. eliminieren und so die Toilette rechtzeitig zur Blasenentleerung erreichen. Wenn jedoch zusätzlich zu dem personenbezogenen Risikofaktor in der Umwelt ein Hindernis zur Toilette vorliegt, wird ein rechtzeitiges Erreichen der Toilette erschwert oder sogar unmöglich.

Die Entstehung und Entwicklung einer Harninkontinenz bei alten Menschen ist nicht nur multifaktoriell oder gar linear herzuleiten, sondern resultiert häufig aus einem Zusammenspiel dieser verschieden (teils multifaktoriellen) Risikofaktoren (siehe Abb. 2.4). Nur in einem Erkennen dieses komplexen Geschehens kann die Harninkontinenz im Alter erfolgreich diagnostiziert und behandelt werden.

> **Merke:** Risikofaktoren sind Faktoren, welche die Wahrscheinlichkeit für das Auftreten einer oder mehrerer Krankheiten über das allgemeine Krankheitsrisiko hinaus erhöhen oder reduzieren [49].

Um eine geriatrische Harninkontinenz erfolgreich behandeln zu können, ist es unabdingbar, Risikofaktoren im Sinne der Prävention und/oder der Behandlung zu identifizieren, ihre Wechselwirkungen und deren Einfluss auf nachgelagerte Faktoren (im Sinne des interaktiven, konzentrischen Modells) zu erkennen.

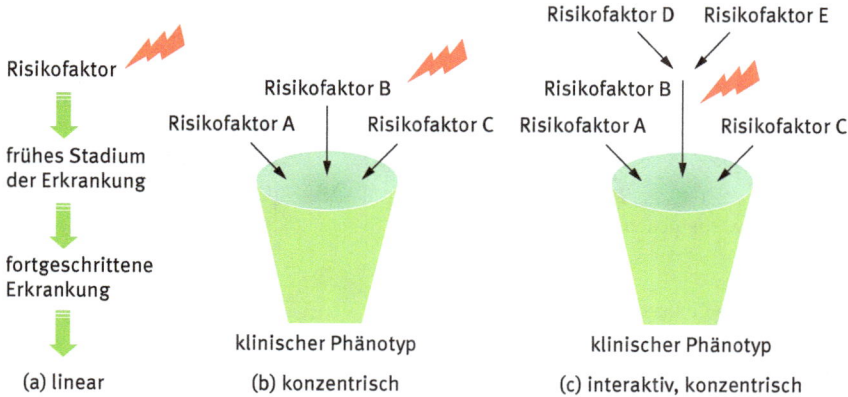

Abb. 2.4: Mechanistisches Modell geriatrischer Syndrome – (in Anlehnung an [42], dort adaptiert aus [50]). Traditionelle pathophysiologische Modelle basieren auf einem linearen Zusammenhang zwischen Risikofaktor, frühes Stadium der Erkrankung und fortgeschrittene Erkrankung (a) mit Ausrichtung der Prävention und Behandlung (rot) auf die kausalen Risikofaktoren. Obgleich diese Modelle für viele Zustände zutreffend sind, bilden sie jedoch nicht das multifaktorielle Geschehen geriatrischer Syndrome ab. Krebsforscher haben ein alternatives „konzentrisches" Modell verwendet (b), in dem eine Reihe von Risikofaktoren (wie z. B. onkogene Wege) zum klinischen Phänotyp führen und letztlich die Therapieziele darstellen. Auch dieses Modell deckt geriatrische Syndrome nicht ausreichend ab. Es ist unwahrscheinlich, dass das Fokussieren auf individuelle Risikofaktoren effizient ist, da jeder Risikofaktor nur einen kleinen Teil des Gesamtrisikos einer Erkrankung ausmacht. Demnach werden geriatrische Syndrome am besten mit einem interaktiven konzentrischen Modell beschrieben (c), bei dem mehrere Risikofaktoren wahrscheinlich miteinander interagieren und (entweder gemeinsam oder separat) andere, nachgelagerte Faktoren verändern. Interventionen sollten daher am besten auf Aspekte ausgerichtet werden, die diese nachgelagerten Faktoren betreffen (Abbildungsbeschreibung entnommen und übersetzt aus [51]).

2.4.1 Personenbezogene Faktoren

Es können eine Vielzahl von personenbezogenen Faktoren zusammengetragen werden, die eine Entwicklung und Ausprägung einer Harninkontinenz begünstigen (siehe Tab. 2.3). So besteht eine hohe Evidenz, dass Einschränkungen in der Mobilität, funktionale Abhängigkeiten und Beschränkungen in den *Activity of Daily Living* (ADL) nach Katz [52] das Risiko erhöhen, eine Harninkontinenz zu entwickeln. Dies betrifft sowohl Menschen, die zu Hause leben als auch die, die in Pflegeeinrichtungen versorgt werden [45].

Auch ist das Inkontinenzrisiko bei Frauen und Männern, die sich in einem Rollstuhl fortbewegen, erhöht. Bei einer bestehenden Demenz nimmt die Inkontinenzwahrscheinlichkeit ebenso zu [45]. Pflegebedürftigkeit korreliert mit der Wahrscheinlichkeit des Auftretens einer Harninkontinenz [42,53].

Der Einfluss von chronischen Erkrankungen auf die Entwicklung einer Harninkontinenz ist ebenfalls gut untersucht: So sind alle Erkrankungen, die das zentrale

Tab. 2.3: Risikofaktoren der Harninkontinenz: personenbezogene Faktoren (eigene Darstellung in Anlehnung an [17,42]).

personenbezogene Faktoren	Frauen	Männer	Frauen und Männer
Hochaltrigkeit			X
Pflegebedürftigkeit			X
Einschränkungen in körperlichen Fähigkeiten – Immobilität – Unfähigkeit zu gehen – Unfähigkeit schwere Gegenstände zu verschieben – Unfähigkeit Treppen zu steigen – Einschränkungen in den Sinneswahrnehmungen – Einschränkung in der Fingerbeweglichkeit – Bettlägerigkeit – Mobilität mit Rollstuhl			X
Einschränkungen in geistigen Fähigkeiten – Delirante Zustände – Demenz			X
Abhängigkeit in ADL (nach Katz) – Unfähigkeit sich zu kleiden – Unfähigkeit das Haus zu verlassen			X
Chronische Erkrankungen – Diabetes – Obstipation – Stuhlinkontinenz – Parkinson – Schlaganfall – Koronare Herzkrankheit – Multiple Sklerose – Atemwegserkrankungen – Schlafapnoe (obstruktives Schlafapnoe-Syndrom OSAS)			X
Unterschenkelödeme z. B. bei Herzinsuffizienz			X
Symptomatische Harnwegsinfekte			X
Flüssigkeitseinschränkungen			X
Atrophie der Vaginalschleimhaut	X		
Schwangerschaft/Geburten	X		
Menopause	X		
Hysterektomie	X		
Funktionsstörungen des unteren Harntrakts, möglicherweise ausgelöst durch eine vergrößerte Prostata oder Operationen der Prostata oder als Folge einer Vernarbung durch Infekte, Fehlbildungen oder eines Dauerkatheters		X	
Adipositas	X		
Medikamente: u. a. Diuretika, Psychopharmaka, Kalziumantagonisten [55,56]			X

Nervensystem (ZNS) betreffen auch gleichzeitig potenzielle Auslöser einer Inkontinenz (z. B. Apoplex, Multiple Sklerose, Morbus Parkinson, Querschnittlähmungen, periphere Polyneuropathien). Menschen mit Diabetes mellitus können durch neurologische Folgeschäden eine Inkontinenz erleiden. Ebenso kann eine Herzinsuffizienz das Risiko einer Harninkontinenz erhöhen, wenn es in diesem Zusammenhang zu Unterschenkelödemen kommt. Chirurgische Eingriffe im Urogenitalbereich können ebenfalls eine Harninkontinenz verursachen (z. B. Hysterektomie, Rektumresektion, Prostatektomie und in seltenen Fällen auch Prostataresektion). Bei pulmologischen Erkrankungen kann durch häufiges Husten eine Belastungsinkontinenz gefördert werden. Für Männer wurde eine Assoziation zwischen Schlafapnoe und Inkontinenz nachgewiesen [54]. Eine Depression hingegen kann die Motivation, kontinenzerhaltende Strategien anzuwenden, verringern, und somit indirekt eine Inkontinenz fördern [42].

Wie in Tab. 2.3 angeführt, können auch Medikamente einen Einfluss auf die Kontinenzfähigkeit eines Menschen haben. Ältere Menschen nehmen oft eine Vielzahl von Medikamenten ein, welche die Speicher- und Entleerungsfunktion der Blase beeinflussen. Entsprechend ist die medikamentöse Therapie zu prüfen und gegebenenfalls anzupassen. So erhöhen z. B. Diuretika die Ausscheidungsmenge; insbesondere Schleifendiuretika können Blasenfunktionsstörungen verstärken oder sogar auslösen [7,57]. In Tab. 2.4 findet sich eine Zusammenschau an Medikamenten, die die Blasenentleerung und die Kontinenzfähigkeit negativ beeinflussen können [7,27,42].

Tab. 2.4: Medikamente, die Einfluss auf Speicher- und Entleerungsfunktion der Blase haben (Tabelle entnommen aus [42], eigene Übersetzung).

Medikation	Auswirkungen auf die Kontinenz
Alpha-Adrenorezeptor-Agonisten	erhöhen den Tonus der glatten Muskulatur in der Urethra, Prostata und führt möglicherweise zu Obstruktion, Harnverhalt und damit verbundenen Symptomen
Alpha-Andrenozeptor-Antagonisten	Erschlaffung der glatten Muskulatur in der Urethra und führen möglicherweise zu einer Belastungsinkontinenz bei Frauen
Angiotensin-Converting-Enzym-Hemmer (ACE-Hemmer)	können Husten auslösen und Harninkontinenz verschlimmern
Anticholinergika	beeinträchtigen möglicherweise die Blasenentleerung, führen zu Harnverhalt und Verstopfung, was eine Harninkontinenz verschlimmern kann. Kann kognitive Beeinträchtigungen verursachen und effektive Toilettengänge reduzieren
Kalziumkanalblocker/Kalziumantagonisten	beeinträchtigen möglicherweise die Blasenentleerung, führen zu Harnverhalt und Verstopfung, was eine Harninkontinenz verschlimmern kann, können Ödeme verursachen, die möglicherweise zu nächtlicher Polyurie führen

Tab. 2.4: (fortgesetzt).

Medikation	Auswirkungen auf die Kontinenz
Cholinesterasehemmer	steigern die Blasenkontraktilität und führen möglicherweise zu einer Dranginkontinenz
Diuretika	erhöhen die Urinausscheidung und fördern eine Harninkontinenz
Lithium	Polyurie aufgrund Diabetes insipidus
Opioidanalgetika	verursachen möglicherweise Harnverhalt, Verstopfung, Verwirrtheit und Immobilität und können damit zu einer Harninkontinenz beitragen
Psychotrope Substanzen, Beruhigungsmittel, Antipsychiotika, $Histamin_1$-Rezeptorantagonist	verursachen möglicherweise Verwirrtheit und beeinträchtigen die Mobilität sowie fördern eine Harninkontinenz Anticholinergika führen zu Verwirrtheit
Selektive Serotonin Wiederaufnahme-Hemmer	gesteigerte cholinerge Transmission und führen möglicherweise zu einer Harninkontinenz
SGLT2-Hemmer	Glukosurie und Polyurie, gesteigerte Neigung zu Harnwegsinfekten
weitere Medikamente wie Gabapentin, Glitazone, Nichtsteroidales Antirheumatikum	können Ödeme verursachen und zu nächtlicher Polyurie führen, verursachen Nykturie und nächtliche Harninkontinenz

Tipp: Es existieren verschiedene Medikamentendatenbanken und Literatur, die sich an Verbraucher wenden und verständlich über Medikamente, ihre Wirkung und mögliche Nebenwirkungen informieren (z. B. www.medikamente-im-test.de oder Langbein und Kollegen „Bittere Pillen 2018–2020: Nutzen und Risiken der Arzneimittel" [58]).

Merke: Die Nicht-Berücksichtigung von Komorbiditäten sowie eine undifferenzierte, die Effekte auf den unteren Harntrakt nicht beachtende Polypharmazie mindern den Erfolg einer Inkontinenztherapie [45].

2.4.2 Umgebungsbezogene Faktoren

Die Kontinenzfähigkeit einer Personen kann zudem von unterschiedlichen Umgebungsfaktoren beeinflusst werden (Abb. 2.5). So können Umgebungsbarrieren wie Türschwellen, schwer zu öffnende oder zu schmale Türen die Inkontinenzwahrscheinlichkeit erhöhen [59]. Das Deutsches Netzwerk für Qualitätsentwicklung in der Pflege [17] weist darauf hin, dass auch schlechte Ausschilderungen der Toilette, eine weite Gehstrecke bis dahin, fehlende Toilettensitzerhöhungen oder Haltevor-

Umgebungsbezogene Faktoren
Barrieren wie Türschwellen, Türgröße
fehlende Orientierungshilfen
fehlende Hilfsmittel wie Toilettensitzerhöhung, Haltegriffe
fehlende bzw. zu kleine Entsorgungsmöglichkeiten für Inkontinenzvorlagen
mangelnde Unterstützung beim Toilettengang

Abb. 2.5: Risikofaktoren der Harninkontinenz: Umgebungsbezogene Faktoren (Eigene Darstellung in Anlehnung an [17,42]).

richtungen und unsaubere, dunkle, kalte oder zu kleine Toilettenräume mit fehlenden und/oder zu kleinen Eimern zur Entsorgung von Inkontinenzvorlagen und Inkontinenzhosen neben schwer zu öffnender Kleidung, wichtige Faktoren sind, die dazu führen können, dass der alternde Mensch – vor allem in Pflegeeinrichtungen – einen selbständigen Toilettengang nicht mehr bewältigen kann. Wird ihm keine Begleitung oder Unterstützung des Toilettenganges zuteil, entsteht zwangsläufig eine Harninkontinenz.

2.5 Häufigste Formen von Harninkontinenz im Alter

Füsgen [60] sowie Goepel und Kollegen [43] differenzieren Harninkontinenz nach der Entstehungsursache. Liegt sie in einer Erkrankung der an der Ausscheidung beteiligten Organe, sprechen die Autoren von einer *etablierten* oder auch primären Harninkontinenz. Die von der *North American Nursing Diagnosis Association* (NANDA) definierte Pflegediagnose der *funktionellen* Harninkontinenz beschreibt die Unfähigkeit eines normalerweise kontinenten Menschen, die Toilette rechtzeitig zu erreichen, um einen unwillkürlichen Harnverlust zu vermeiden [61]. Eine *transiente* oder auch sekundäre Harninkontinenz liegt vor, wenn die Inkontinenz eine Auswirkung einer anderen Störung ist [43,60].

Gerade aus pflegerischer Sicht spielen die von der Geriatrie bezeichneten funktionellen [27,62,63] sowie transienten [60,63] Formen eine bedeutende Rolle, weil sie zum einen die altersbedingten physiologischen Veränderungen (siehe Kap. 2.3) sowie zum anderen die im Alter existierenden personen- und umgebungsbezogenen Risikofaktoren (siehe Kap. 2.4) berücksichtigen.

Resnick [48] spricht von funktioneller Inkontinenz, wenn die Kognition und/oder die Mobilität eingeschränkt sind oder koordinationsfunktionelle Defizite bestehen, jedoch keine Störung des Urogenitaltrakts vorliegt. Ouslander und Schnelle [64] definieren außerdem als Ursachen einer funktionellen Inkontinenz den Widerwillen seitens des Bewohners oder der Bewohnerin die Toilette zu benutzen sowie Umgebungsbarrieren.

Studien liefern den Hinweis, dass die Harninkontinenz alter Menschen zu einem Drittel bis zu 50 % vorübergehend ist [65–68]. Als Ursachen einer transienten Harninkontinenz wurden in einigen Fallstudien folgende Faktoren identifiziert [45,48,69–71]:

- **D**elirante Zustände, die durch Medikamente und akute Krankheiten (z. B. Infektionen, kongestive Herzattacke) ausgelöst werden. Diese Zustandsveränderungen können zu Desorientiertheit führen, so dass die Toilette nicht mehr gefunden oder der Harndrang nicht mehr wahrgenommen und als solcher interpretiert wird.
- **I**nfektionen des unteren Harntraktes, die zu einem starken Harndranggefühl und unfreiwilligen Urinverlust führen können.
- **A**trophie der Vagina und Urethra tritt bei 80 % der älteren Frauen auf und wird durch einen Östrogenmangel hervorgerufen. Gelegentlich kann dadurch eine Harninkontinenz entstehen, da sich der Östrogenmangel auch auf das Epithel des Blasenschließmuskels und der Harnröhre auswirkt.
- **P**harmakologische Einflüsse von z. B. Diuretika und Psychopharmaka, da sie die Ausscheidungsmenge erhöhen bzw. die Sensibilität der Blasenfüllung negativ verändern und teilweise das Bewusstsein eintrüben.
- **P**sychologische Einflüsse, z. B. durch depressive oder Angst-Symptome
- **E**xzessive Urinausscheidung, hervorgerufen durch hohe Flüssigkeitszufuhr oder starke Ausscheidung bei Stoffwechselstörungen wie Hyperglykämie oder Hyperkalzämie.
- **R**estringierte Beweglichkeit, hervorgerufen z. B. durch eine orthostatische Dysregulation nach dem Aufstehen oder Essen, körperliche Schwäche, aus Angst vor Stürzen oder durch inadäquates Schuhwerk.
- **S**tuhlimpaktion.

Mit ihren Anfangsbuchstaben ergeben diese Ursachen das Akronym „DIAPPERS" welches dem englischen Wort „diaper" entspricht und damit die gleiche diskriminierende Bedeutung wie das deutsche Wort „Windel" hat. Die Beachtung und Reduzierung bzw. Eliminierung dieser genannten Faktoren kann die Kontinenz wiederherstellen bzw. bewahren. Werden diese Ursachen nicht behoben, kann die vorübergehende Inkontinenz in eine chronische Form übergehen [45].

Anhand der Ausführungen wird deutlich, dass die Begriffe der funktionellen und der transienten Harninkontinenz je nach Definition der Autoren nicht sauber voneinander abzugrenzen sind. Von bestimmten Autoren werden sie (daher) auch synonym verwendet [63,72].

Die etablierten Harninkontinenzformen mit der höchsten Prävalenz im Alter sind die Belastungsinkontinenz, die Dranginkontinenz sowie die Mischinkontinenz (siehe Tab. 2.5; Definition gemäß der Terminologie der *International Continence Society* (ICS) [73], bei der die Harninkontinenz den *lower urinary tract symptoms* (LUTS) zugeordnet

Tab. 2.5: Formen der Harninkontinenz, eigene Darstellung in Anlehnung an ICS [73].

Formen	Anzeichen/Ätiologie
Belastungsinkontinenz (engl. *stress urinary incontinence*)	Unfreiwilliger Harnverlust synchron mit körperlicher Belastung einhergehend (z. B. Treppensteigen, Hustenstoß, Niesen). Belastungsinkontinenz ist ein Harnverlust, der synchron zur Erhöhung des intraabdominalen Drucks (Druck im Bauchraum), z. B. bei körperlicher Betätigung, auftritt, ohne dass ein adäquater Harndrang wahrgenommen wird. Die Ursache ist ein insuffizienter Verschlussmechanismus der Harnröhre bei Erhöhung des intraabdominalen Drucks, bedingt durch eine Schwächung der Beckenbodenmuskulatur, bei Frauen z. B. durch vaginale Entbindungen oder hormonelle Defizite, bei Männern z. B. durch Prostataoperationen. Einteilung der Grade nach Stamey [30]: Grad 1: Harnverlust bei Husten, Niesen, Lachen Grad 2: Harnverlust beim Gehen und Aufstehen Grad 3: Harnverlust beim Liegen
Dranginkontinenz (engl. *urge urinary incontinence*)	Unfreiwilliger Harnverlust, der mit plötzlich auftretendem, schwer unterdrückbarem Harndrang einhergeht oder dem imperativer Harndrang vorausgeht. Synonym: überaktive Blase nass (engl. *overactive bladder wet*)[1]. Eine unterschiedlich starke Ausprägung der Dranginkontinenz ist möglich: von häufigen, kleinen Harnverlusten zwischen den Miktionen bis hin zu starkem Verlust durch eine vollständige Blasenentleerung. Die Ursachen der Dranginkontinenz können neurologisch (zerebral) sein. Bei vielen betroffenen Patienten wird keine Ursache gefunden.
Mischinkontinenz (engl. *mixed urinary incontinence*)	Mischform aus Belastungs- und Dranginkontinenz. Hier tritt einerseits der imperative Harndrang auf, anderseits der Harnverlust bei körperlicher Belastung.

1 Die überaktive Blase nass ist abzugrenzen von der überaktiven Blase trocken (engl. *overactive bladder dry*), bei der es auch zu der typischen Drangsymptomatik jedoch ohne Verlust von Urin kommt.

wird). Bei diesen drei Formen der Harninkontinenz liegt eine Störung der Urinspeicherung vor, die zum unfreiwilligen Harnverlust führt.

Zwischen den Geschlechtern gibt es Abweichungen hinsichtlich des Vorkommens der einzelnen Harninkontinenzformen: So dominiert bei Frauen über 60 Jahre die Mischform aus Belastungs- und Dranginkontinenz (40–45 %), gefolgt von der Belastungsinkontinenz (30–40 %), der Dranginkontinenz (10–20 %) und anderen Formen (3–15 %) [74,75].

Bei Männern ist die Dranginkontinenz die häufigste Harninkontinenzform (40–80 %), gefolgt von den Mischformen (10–30 %) und der Belastungsinkontinenz (< 10 %) [26,74]; wobei die Belastungsinkontinenz häufig iatrogen versursacht ist [76].

Weitere primäre Formen der Harninkontinenz (im Alter), die allerdings weit seltener vorkommen, betreffen eine Störung der Entleerung oder eine Störung der Entleerung und Speicherung [73,77]:

–   die extraurethrale Harninkontinenz (Harnabgang über Kanäle außerhalb der Harnröhre bzw. des Urethralsphinkters aufgrund angeborener Anomalien [z. B. Fehlmündungen des Harnleiters, Fehlanlagen der Harnröhre], urogenitale Fisteln oder Verletzungen des Harntraktes)

–   die chronische Harnretention mit Harninkontinenz (früher als Überlaufharninkontinenz bezeichnet): Blasendruck übersteigt den Harnröhrenverschlussdruck durch einen (v. a. chronischen) Harnverhalt; die volle überdehnte Harnblase verliert Urin ohne Detrusorkontraktionen sowie

–   neurogene Detrusorüberaktivität ohne Harndrang (früher auch als Reflexinkontinenz bezeichnet): unfreiwilliger Harnverlust in regelmäßigen Abständen, der durch eine fehlende oder eingeschränkte Wahrnehmung der Blasenfüllung aufgrund einer neurologischen (hier spinalen) Schädigung bedingt ist.

2.6 Psycho-soziale Aspekte von Harninkontinenz

Der Urogenitalbereich und seine Ausscheidungen gehören zur klassischen Zone der Intimität. Die Intimsphäre ist ein privater, anderen Menschen gegenüber schutzwürdiger Bereich. Intimität und Öffentlichkeit schließen sich gegenseitig aus [78,79].

Der unfreiwillige Verlust von Urin, den andere bemerken, und diagnostische oder therapeutische Maßnahmen im urogenitalen Bereich lassen etwas Intimes, das eigentlich vor Blicken und Berührungen Fremder verborgen bleiben sollte, öffentlich werden. Scham- und Ekelgefühle sind die Folge. Diese ziehen ihrerseits weitere bio-psycho-soziale Belastungen nach sich.

Neben Scham und Ekel wird von Betroffenen (wie eigene Untersuchungen zeigen [80]) häufig die Angst beschrieben, Urin in der Öffentlichkeit zu verlieren und damit fremde Personen, aber auch Bekannte, Freunde, die Familie oder (sogar) den eigenen Partner auf die Symptomatik aufmerksam zu machen. Auch die Sorge, zu riechen, nicht sauber zu sein, Flecken zu hinterlassen oder unterwegs keine oder nur ungenügend schützende Vorlagen mitzuführen und die Befürchtung, dadurch vom gesellschaftlichen Leben ausgeschlossen zu werden, sind typisch.

Oft verspürt der Betroffene Ärger und Enttäuschung darüber, die Ausscheidungsfunktion nicht mehr willentlich kontrollieren zu können und z. B. nicht zu bemerken, dass Urin das Bein hinunterläuft. So verzichten die Betroffenen auf soziale Teilhabe, isolieren sich von Freunden und Verwandten oder verzichten auf Opern- oder Theaterbesuche, Reisen und andere Unternehmungen.

Eng verbunden mit Scham und Angst sind die Bemühungen Betroffener, die Inkontinenz für andere nicht sichtbar werden zu lassen. Dazu gehören das häufige Wechseln der Inkontinenzhilfsmittel, das mehrmals am Tage vorgenommene Waschen, Cremen und Pflegen des Urogenitalbereiches oder das Wechseln und Waschen von beschmutzter Unterwäsche, Kleidung oder Bettwäsche. Die teils akribisch durchgeführte Hygiene und auch weitere Verhaltensmaßnahmen wie z. B. die Änderung des Kleidungsstils, das Verstauen und Entsorgen von Vorlagen zu Hause oder auf Reisen sind zeit- und auch kostenintensiv.

Der unfreiwillige Verlust von Urin führt häufig dazu, sich im eigenen Körper unwohl zu fühlen und dies wiederum kann sich auf intime Beziehungen übertragen und sogar zum Abbruch von Beziehungen führen. Die Besprechung von intimen Themen einschließlich Sexualität im Alter stellt aber nicht nur für Betroffene und deren Partner, sondern auch für deren Behandler eine besondere Herausforderung dar [1].

> **Merke:** Neben allgemeinen, auch bei anderen chronischen Erkrankungen vorkommenden Einschränkungen und Veränderungen [81] ist Harninkontinenz im Alter aufgrund des Tabucharakters der Erkrankung durch spezifische Emotionen und Belastungen charakterisiert.

Exkurs: Intimität und Sexualität im Alter

Die körperlichen Veränderungen im Alter, die – gemessen am Maßstab des jungen, gesunden Menschen – als Verschlechterung bewertet werden, führen häufig zu der pauschalen Vorstellung, dass eine Verschlechterung in allen Lebensbereichen des alten Menschen stattfindet. Diese defizitäre Sichtweise des Alterns resultiert aus der gesellschaftlich vorherrschenden Annahme, dass älter werdende Frauen und Männer sexuell inaktiver als jüngere Menschen oder gänzlich asexuell sind [82].

Betrachtet man die Veränderungsprozesse aus salutogenetischer Sicht im Sinne des „erfolgreichen" Alterns, dann zeigt sich, dass Sexualität sehr wohl ein bedeutsamer Bestandteil des Alltagslebens älterer und alter Menschen ist – es variieren nur Wünsche/Vorstellungen und Formen der Ausübung infolge der veränderten Anforderungen.

So bleibt beispielsweise der Wunsch nach Geschlechtsverkehr bei Männern, wie Bucher und Kollegen [83] in der deutschsprachigen Schweiz zeigen, bis zum Alter von 75 Jahren erhalten (88 %) und erst nach dem 75. Lebensjahr kommt es zu einem sinkenden Interesse (61,2 %). Bei Frauen nimmt das Interesse etwas früher und auch stärker ab (vom 65.–69. Lebensjahr: 82,5 %).

Äußerlichkeiten wie körperliche Attraktivität nehmen mit zunehmendem Alter an Bedeutung ab, beziehungsorientierte Aspekte wie Vertrauen, Zärtlichkeit und Nähe hingegen bleiben erhalten.

Klaiberg und Kollegen [84] zeigten, dass die Mehrzahl der Frauen und Männer im hohen Alter sexuell aktiv sind. Während die sexuelle Aktivität zwischen 26 und 55 Jahren am Höchsten ist, kommt es zu einer Abnahme ab dem 55. Lebensjahr, wobei festzuhalten ist, dass die 56- bis 65-Jährigen sexuell aktiver sind als die 18- bis 25-Jährigen [83,85,86]. Das Vorhandensein bzw. die Verfügbarkeit eines Partners, vor allem bei den Frauen über 60 Jahre, beeinflusst das Ausmaß der sexuellen Aktivität dabei bedeutsam.

Während die sexuelle Zufriedenheit insgesamt mit zunehmendem Alter leicht abnimmt, nimmt die Zufriedenheit mit der Partnerschaft im Alter bei denjenigen, die über eine solche verfügen, hingegen leicht zu [84].

Unabhängig von der Tatsache, ob ein Partner oder eine Partnerin vorhanden ist, gehört für ein Viertel der Frauen und die Hälfte der Männer im letzten Lebensdrittel die Masturbation zum Sexualleben dazu.

> **Merke:** Sexualität ist bei älteren und alten genau wie bei jüngeren Menschen ein bedeutsamer Bestandteil des Alltagslebens.

3 Der Fall Herr Hans und seine interprofessionelle Versorgung

3.1 Voraussetzungen interprofessioneller Zusammenarbeit

Wie in Kap. 2 dargelegt, ist insbesondere bei älteren Menschen Harninkontinenz von großer Komplexität gekennzeichnet. Die Gründe hierfür liegen oft in der Multimorbidität und in chronischen Krankheitsverläufen von älteren und hochbetagten Frauen und Männern. Mit Blick auf die damit einhergehenden psycho-sozialen Aspekte sowie auch einer (zunehmenden) medizinischen Spezialisierung, ist eine interprofessionelle Versorgung erforderlich [87], um die Herausforderungen in der Gesundheitsversorgung meistern zu können [88]. Interprofessionalität meint – in Abgrenzung zu Interdisziplinarität – die Zusammenarbeit von verschiedenen Professionen über die Berufsgrenzen hinweg, mit dem Ziel, die Patientinnen und Patienten optimal versorgen zu können. Damit steht Interprofessionalität als „Schlüssel für eine qualitativ hochstehende klinische Praxis" [87].

Diesem Anspruch nach interprofessioneller Versorgung folgend, wird am hier zu bearbeitenden Fallbeispiel veranschaulicht, wie wichtig eine Versorgung aus „einer Hand" für eine erfolgsversprechende Behandlung von harninkontinenten Frauen und Männern ist. Es werden die Bedingungen der Kontinenzfähigkeit, die altersphysiologischen Veränderungen der Ausscheidungsorgane sowie die Ursachen und Risikofaktoren der Harninkontinenz bei der Anamnese sorgfältig von allen relevanten Professionen erhoben und bei der Entwicklung eines Behandlungsplans miteinander in Verbindung gebracht.

Alle mitwirkenden Professionen nutzen bei der Bearbeitung des Falles – als Ausdruck des interprofessionellen Ansatzes – ein gemeinsames Klassifikationssystem: die ICF (Internationale Klassifikation der Funktionsfähigkeit, Behinderung und Gesundheit, engl. *International Classification of Functioning, Disability and Health* [22]). Dieses ICF-Klassifikationssystem wiederum hat seinen Grundgedanken im bio-psycho-sozialen Modell der WHO ([22], siehe Kap. 3.2).

Bislang ist es (vor allem in der ambulanten Praxis) in der Regel noch so, dass jede Berufsgruppe disziplinspezifische Assessments verwendet und Entscheidungen trifft ohne die anderen Berufsgruppen ausreichend zu berücksichtigen und einzuziehen. Die Nutzung eines gemeinsamen Erfassungsschemas bietet den Rahmen für eine „standardisierte Sprache" aller Akteurinnen und Akteure und eine Klassifikationsmöglichkeit zur Erfassung aller relevanten Aspekte rund um die erkrankte Person, um gemeinsam wirksame Interventionen ableiten zu können und damit eine möglichst optimale Behandlungsplanung wegzubereiten.

https://doi.org/10.1515/9783110378306-003

Merke: Um eine interprofessionelle Zusammenarbeit zu ermöglichen, ist es zunächst notwendig, den eigenen berufsspezifischen Standpunkt zu definieren und fundiert zu beschreiben. Interprofessionalität setzt also zunächst Monodisziplinarität voraus. Erst auf Basis der jeweils professionsspezifischen Betrachtung kann (und sollte) eine Zusammenführung der Perspektiven im Zuge einer interprofessionellen Fallbearbeitung erfolgen.

3.2 Der Einsatz der ICF als Erhebungs- und Planungsinstrument

Die Internationale Klassifikation der Funktionsfähigkeit, Behinderung und Gesundheit (ICF), von der Weltgesundheitsorganisation (WHO) 2001 verabschiedet und in der deutschen Fassung vom Deutschen Institut für Medizinische Dokumentation und Information (DIMDI) herausgegeben, ist – wie die ICD-10 – ein länder- und fachübergreifendes Klassifikationssystem. Während die ICD-10 Krankheiten klassifiziert, dient die ICF zur Charakterisierung und Klassifizierung der Folgen einer Krankheit. Gemäß des bio-psycho-sozialen Modells ([89], siehe Abb. 3.1) werden hierbei folgende Dimensionen zur Beurteilung der Krankheitsfolgen herangezogen:

1. Körperstrukturen und deren Folgen,
2. Körperfunktionen und deren Störungen,
3. Aktivitäten der Person und deren Störungen,
4. Teilhabe in der Gesellschaft und deren Beeinträchtigungen unter Berücksichtigung der
5. Kontextfaktoren (Umgebungsfaktoren und persönliche Faktoren[1]).

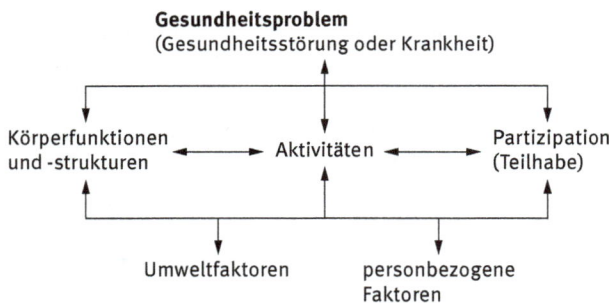

Gesundheitsproblem
(Gesundheitsstörung oder Krankheit)

Körperfunktionen
und -strukturen ← → Aktivitäten ← → Partizipation
(Teilhabe)

Umweltfaktoren   personbezogene
                      Faktoren

Abb. 3.1: Das bio-psycho-soziale Modell der Weltgesundheitsorganisation (WHO 2001) ([89], S. 21).

---

1 Die personenbezogenen Faktoren sind aufgrund der mit ihnen einhergehenden soziokulturellen Unterschiedlichkeit nicht in der ICF klassifiziert [89].

Merke: Das bio-psycho-soziale Modell der WHO [89] spiegelt ebenso deren Grundverständnis von Krankheit und Gesundheit wider, wonach Krankheit nicht als Abwesenheit von Gesundheit zu betrachten ist, sondern als komplexes Geschehen, das vielen Einflüssen von innen und außen ausgesetzt ist, also biologischen, psychologischen und sozialen Faktoren. Gesundheit ist demnach „ein Zustand des vollständigen körperlichen, geistigen und sozialen Wohlergehens und nicht nur das Fehlen von Krankheit oder Gebrechen" ([90], S. 1).

Bei diesem Begriffsverständnis geht es also nicht nur um die „Beseitigung" von Krankheit, es steht nicht die Gesundheitsstörung bzw. die Krankheit im Fokus, sondern vielmehr sind es die Patientinnen und Patienten in und mit ihren individuellen Lebenswelten inklusive ihren eigenen Ressourcen. Diese Betrachtungsweise wiederum stellt den Ausgangspunkt für die Einleitung wirksamer Interventionen dar. Für Kliniker ist dieses Verständnis grundsätzlich nichts Neues. Innovativ ist, dass dieser multidimensionale Ansatz nun im Rahmen einer international gültigen Klassifikation – der ICF – verankert ist.[2]

Die salutogenetische und ressourcenorientierte Sichtweise schlägt sich auch im Begriff der „funktionalen Gesundheit" nieder, der sich an den fünf Dimensionen des bio-psycho-sozialen Modells der WHO orientiert: Eine Person gilt dann als „funktional gesund", wenn sie in ihren körperlichen Funktionen und Strukturen normal funktioniert (1./2. Körperfunktionen und -strukturen), sie alles tun kann, was von einem Menschen ohne Gesundheitsprobleme erwartet wird (3. Aktivitätskonzept) und sich in allen Lebensbereichen entfalten kann (4. Konzept der Teilhabe). Bei der Beurteilung der ersten vier Dimensionen muss der gesamte Lebenshintergrund der Person berücksichtigt werden (5. Kontextfaktoren).

Nutzen und Einsatzmöglichkeit der ICF

Die ICF ermöglicht die patientenorientierte (individuelle und ressourcenfokussierte) Gesundheitsversorgung. Sie dient multiprofessionellen Teams der Planung der passgenauen Intervention sowie der Überprüfung der Wirksamkeit derselben. Institutionen können die ICF damit auch als Schulungsinstrument zur internen Qualitätsentwicklung nutzen: Arbeitsabläufe können so dargestellt und optimiert werden.

Zudem ermöglicht die ICF sowohl in der eigenen Institution als auch im Rahmen von wissenschaftlichen Studien eine bessere Vergleichbarkeit von Patientinnen bzw. Patienten und Patientengruppen mit anderen Patientengruppen [89].

Aufgrund der detailgenauen Beschreibungsmöglichkeit (s. unten) von Funktionsfähigkeit und Behinderung in Folge einer Erkrankung und damit machbaren Darstel-

---

2 Die Begrifflichkeiten der ICF haben bereits Eingang in das SGB V „Gesetzliche Krankenversicherung" und das SGB IX „Rehabilitation und Teilhabe behinderter Menschen" gefunden. Auch die „Rehabilitations-Richtlinie" des Gemeinsamen Bundesausschusses ist bereits auf der Grundlage der ICF konzipiert worden.

lung der Vielschichtigkeit eines Gesundheitsproblems ermöglicht das Konzept der ICF eine exakte, nachvollziehbare Kostenanalyse [91].

Struktur der ICF

Die fünf Dimensionen des bio-psycho-sozialen Modells (1. Körperstrukturen, 2. Körperfunktionen, 3. Aktivitäten, 4. Teilhabe, 5. Kontextfaktoren) werden in der ICF (teilweise zusammengefasst und als Komponenten bezeichnet, siehe Abb. 3.2) den zwei Bereichen Teil 1 Funktionsfähigkeit und Behinderung sowie Teil 2 Kontextfaktoren zugeordnet.

Jeder Komponente sind weitere Konstrukte und Beurteilungsmerkmale untergeordnet, die wiederrum zusätzliche Differenzierungen ermöglichen (siehe Abb. 3.2).

Um den Gesundheitszustand, die Funktionsfähigkeit und die Behinderung eines Menschen anhand der ICF umfassend zu charakterisieren, sind meist mehrere Kodes aus allen Komponenten notwendig.

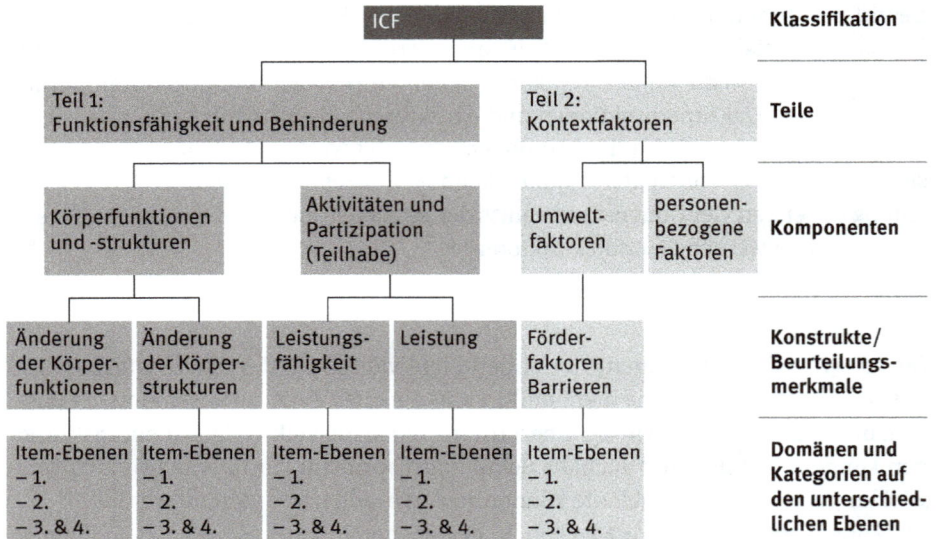

Abb. 3.2: Struktur der ICF (WHO 2001) ([89], S. 147).

So finden sich zum Beispiel unter der Komponente „Körperfunktionen und -strukturen" je acht Kapitel (acht für Körperfunktionen, acht für Körperstrukturen), die insgesamt alle theoretisch möglichen Funktionen sowie Strukturen des Körpers bzw. deren Einschränkung oder Schädigung abbilden. Die Klassifikation der Körperfunktionen (*body functions*, Komponente **b**, Kapitel b1–b8) gliedert sich wie folgt:

- Kapitel b1: Mentale Funktionen
- Kapitel b2: Sinnesfunktionen und Schmerz
- Kapitel b3: Stimm- und Sprechfunktionen
- Kapitel b4: Funktionen des kardiovaskulären-, hämatologischen, Immun- und Atmungssystems
- Kapitel b5: Funktionen des Verdauungs-, des Stoffwechsels- und des endokrinen Systems
- Kapitel b6: Funktionen des Urogenital- und reproduktiven Systems
- Kapitel b7: Neuromuskuloskeletale und bewegungsbezogene Funktionen
- Kapitel b8: Funktionen der Haut und der Hautanhangsgebilde

An dieser Stelle sei – da für die Fallbearbeitung „Herr Hans" u. a. relevant – exemplarisch die Komponente b6 „Funktionen des Urogenital- und reproduktiven Systems" herausgegriffen. Diese Komponente, welche sich mit Funktionen, die die Harnausscheidung und die Reproduktion betreffen (einschließlich der Sexual- und Fortpflanzungsfunktionen) beschäftigt, umfasst insgesamt vier Kapitel:

Kapitel b6: Funktionen des Urogenital- und reproduktiven Systems
- b610–b639: Funktionen der Harnbildung und Harnausscheidung
- b640–b679: Genital- und reproduktive Funktionen
- b698: Funktionen des Urogenitalsystems und der Reproduktion, anders bezeichnet
- b699: Funktionen des Urogenitalsystems und der Reproduktion, nicht näher bezeichnet

Es ist nun möglich, auf zwei weiteren Ebenen – also zunehmend differenzierter – Beschreibungen der Funktionsfähigkeit bzw. Behinderung vorzunehmen und mit einem entsprechenden Kode zu versehen.

Exemplarisch für das Kapitel b610–b639 „Funktionen der Harnbildung und Harnausscheidung" wären folgende detailliertere Kodierungen möglich: b610–b639 Funktionen der Harnbildung und Harnausscheidung.

b610 Harnbildungsfunktionen
- b6100: Filtration des Harns
  - b6101: Sammlung des Harns
  - b6108: Harnbildungsfunktionen, anders bezeichnet
  - b6109: Harnbildungsfunktionen, nicht näher bezeichnet
- b620: Miktionsfunktionen (Funktionen, die die Beförderung des Urins aus der Harnblase nach außen betreffen, inklusive Funktionen des Harnlassens, der Häufigkeit der Blasenentleerung, der Harnkontinenz; Funktionsstörungen wie Stressinkontinenz, Dranginkontinenz, Reflexinkontinenz, Überlaufinkontinenz, ständige Inkontinenz, Harntröpfeln, Blasenautonomie [„Rückenmarksblase"] Polyurie, Harnverhalt, Harndrang)

- b6200: Harnlassen (Funktionen, die die Leerung der Harnblase betreffen)
- b6201: Häufigkeit der Blasenentleerung (Funktionen, die an der Häufigkeit, mit der die Blasenentleerung erfolgt, beteiligt sind)
- b6202: Harnkontinenz (Funktionen, die an der Kontrolle über die Blasentleerung beteiligt sind, inklusive Funktionsstörungen wie Stress-, Drang-, Reflexinkontinenz, ständige und gemischte Inkontinenz)
- b6208: Miktionsfunktionen, anders bezeichnet
- b6209: Miktionsfunktionen, nicht näher bezeichnet
- b630: Mit der Harnbildung und -ausscheidung verbundene Empfindungen
- b639: Funktionen der Harnbildung und Harnausscheidung, anders oder nicht näher bezeichnet

Ausschnitt aus dem ICF-Inkontinenz-Assessment-Formular (ICF-IAF)

Die nachstehenden Tabellen sollen einen ersten Einblick in das Inkontinenz-Assessment-Formular ICF-IAF (IAF = *Incontinence Assessment Form*) geben, welches um eine Schweizer Arbeitsgruppe rund um Köhler, B. entwickelt wird [92–94]. Das Instrument dient im Sinne der ICF der Eruierung der Behandlungshürden (Probleme) und positiven Einflussfaktoren (Ressourcen) des an Inkontinenz erkrankten Menschen. Folgende Qualitätsmerkmale werden definiert:

- Definition 0 = kein Problem/keine Ressource
- 1 = geringes Problem/geringe Ressource
- 2 = mässiges Problem/mässige Ressource
- 3 = schweres Problem/starke Ressource
- 4 = totaler Ausfall/vollständige Unterstützung

Die Beispieltabellen (siehe Tab. 3.1 bis Tab. 3.4) sind stark verkürzt und sollen lediglich einen ersten Eindruck einer zukünftigen Anwendung geben.

Tab. 3.1: Körperfunktionen, Ausschnitt aus dem Erfassungsprotokoll der ICF-IAF.

			Problem				Ressource			
			4	3	2	1	0	1	2	3	4
b620		Miktionsfunktionen									
	b6201	Häufigkeit der Blasenentleerung									
	b6202	Harnkontinenz									
b640		Sexuelle Funktionen									

Tab. 3.2: Körperstrukturen, Ausschnitt aus dem Erfassungsprotokoll der ICF-IAF.

			Problem					Ressource			
			4	3	2	1	0	1	2	3	4
s620		Struktur des Beckenbodens									
s630		Struktur der Geschlechtsorgane									
s740		Struktur der Beckenregion									
	s7401	Gelenke der Beckenregion									

Tab. 3.3: Aktivitäten und Partizipation, Ausschnitt aus dem Erfassungsprotokoll der ICF-IAF.

			Problem					Ressource			
			4	3	2	1	0	1	2	3	4
d230		die tägliche Routine durchführen									
d240		mit Stress und anderen psychischen Anforderungen umgehen									
d520		seine Körperteile pflegen									
d530		die Toilette benutzen									

Tab. 3.4: Umweltfaktoren, Ausschnitt aus dem Erfassungsprotokoll der ICF-IAF.

			Problem					Ressource			
			4	3	2	1	0	1	2	3	4
e310		engster Familienkreis									
e355		Fachleute der Gesundheitsberufe									
e410		individuelle Einstellungen der Mitglieder des engsten Familienkreises									

Merke: Mit der ICF steht ein international anerkanntes Instrument zur Verfügung, das dazu dient, die Komplexität und die Auswirkungen einer Erkrankung systematisch und standardisiert zu erfassen. Das bio-psycho-soziale Modell [89] bietet hierfür die Grundlage und führt die Begriffe „Funktionsfähigkeit" und „Funktionseinschränkung" (ehemals „Behinderung") neu ein. Die ICF ist gleichermaßen für Praxis und Forschung vorgesehen. Auswirkungen von Erkrankungen auf den Körper, Körperteile, die Psyche, das Alltagsleben und die Umwelt werden erfasst. Die Therapie-planung und -auswertung können hiermit im interprofessionellen Setting erfolgreich umgesetzt werden.

3.3 Anwendung der ICF auf das Fallbeispiel

Anhand der vorliegenden Fallbearbeitung von „Herrn Hans" soll an dieser Stelle in Form einer einfachen Tabelle aufgezeigt werden, wie die komplexe Situation des Patienten aus der Perspektive einer jeden Disziplin erfasst wird und professions-transparent abgebildet werden kann; auch die individuelle Perspektive des Patienten Herrn Hans wird dargestellt. Das Resultat (an dem später die ICF-Kodierung erfolgt) dient zur Interventionsplanung der verschiedenen Disziplinen sowie der Ableitung des interprofessionellen Behandlungsplans.

Im Zuge der Anamneseerhebung bei Herrn Hans durch die jeweiligen Mitglieder des professionellen Teams (Pflegefachkraft, Ärztin, Physiotherapeutin und Psycho-login) werden die Informationen von und über Herrn Hans in dieses ICF-Erfassungs-blatt (siehe Tab. 3.5) eingetragen; dabei wächst das Erfassungsblatt (in Form der Ta-belle) schrittweise, indem von einer jeden Berufsgruppe jeweils neue Informationen ergänzt werden; Informationen, die bereits von einem Mitglied des Teams in einem schon stattgefundenen Anamnesetermin in das Erfassungsblatt eingetragen wurden, werden nicht erneut aufgenommen. Es wird nach Problemen (–) und Ressourcen (+) differenziert.

Bevor eine Bearbeitung des Falls „Herr Hans" vom interprofessionellen Team im Kontinenzzentrum erfolgt, wird Herr Hans der interessierten Leserin und dem in-teressierten Leser zunächst kurz vorgestellt – im Verlauf der Anamneseerhebungen werden mehr und mehr Informationen bekannt, die dann in der interprofessionellen Fallkonferenz zusammengeführt werden. Die ausführliche Beschreibung des Fallbei-spiels „Herr Hans" findet sich im Anhang (siehe Anhang 5.1)

Herr Hans leidet seit zwei Jahren nach einer Radikalen Prostatektomie bei Prosta-takarzinom an Harninkontinenz und sucht nach Wegen, wie er eine Besserung seines Gesundheitszustandes erlangen kann. Er ist Mitglied in einer Selbsthilfegruppe und hat im Februar an einer Veranstaltung teilgenommen, bei der ein nahegelegenes Kontinenzzentrum vorgestellt wurde. Im Anschluss an die Veranstaltung spricht Herr Hans die Rednerin, die das Zentrum eindrucksvoll dargeboten hat, an und gibt ihr gegenüber seine Inkontinenz preis. Herr Hans fragt nach den Zugangsmöglich-

Tab. 3.5: ICF-Erfassungsblatt für die Anamneseerhebungen des interprofessionellen Teams (eigene Abbildung nach Köhler, B.).

Anamnestische Daten, Diagnosen, Medikation	Gesundheitsstörung:		
Perspektive des Patienten	Körperstruktur	Körperfunktion	Aktivität und Partizipation
Perspektive der Gesundheitsfachpersonen			
Kontextfaktoren	Personbezogene Faktoren	Umweltfaktoren	

keiten zu diesem Zentrum und ob man ihn dort wohl als Patienten aufnehmen und behandeln würde. Die Kontinenzexpertin des Zentrums erklärt Herrn Hans, dass es sich um ein ambulantes Zentrum mit Kassenzulassung handelt und er telefonisch einen Termin für die Kontinenzsprechstunde vereinbaren kann. Sie übereicht Herrn Hans eine Patienteninformationsbroschüre und ermuntert ihn zur Kontaktaufnahme, denn die Besonderheit des Zentrums ist – so hebt sie nochmals hervor –, dass sich

einem jeden Betroffenen und einer jeden Betroffenen ein Team von Gesundheitsfach-
berufen widmet mit dem Ziel, einen interprofessionellen Behandlungsplan für die
betroffene Person zu erstellen. Dieser Ansatz gefällt Herrn Hans und motiviert ihn,
einen Termin im Kontinenzzentrum zu vereinbaren. Bei der telefonischen Terminver-
einbarung bittet ihn die Sekretärin, sämtliche Unterlagen und Befunde, die im Zuge
seiner Behandlung bereits erhoben wurden, zur Erstvorstellung im Kontinenzzentrum mitzubringen.

3.4 Einschätzung der Kontinenzsituation

Im Kontinenzzentrum steht ein Team von Urologinnen und Urologen (bei betroffenen
Frauen auch Gynäkologen), Pflegefachkräften, Physiotherapeutinnen und Physiotherapeuten sowie Psychologinnen und Psychologen bereit, um sich ausschließlich dem
Gesundheitsproblem der Harninkontinenz zu widmen. So nimmt zunächst eine jede
Profession eine Einschätzung der Kontinenzsituation aus ihrer fachlichen Perspektive vor, um diese dann im Rahmen eines intensiven Austauschprozesses zusammen-
zuführen.

Bei der Einschätzung der Kontinenzsituation einer betroffenen Frau oder eines
betroffenen Mannes ist es – vor dem Hintergrund des bio-psycho-sozialen Ansatzes
(siehe Kap. 3.2) – wichtig, neben den organischen Erkrankungen und der objektiven
Miktionssituation die subjektive Wahrnehmung der Krankheit und ihrer Folgen sowie
die Überlegungen, Befürchtungen und Hoffnungen des Erkrankten zu beleuchten;
hierbei sind auch die Auswirkungen auf die Partnerschaft sowie allgemein das soziale
Umfeld, die berufliche Tätigkeit oder das Ausüben von Hobbys relevant.

Am Ende des interprofessionellen Austauschs steht ein Interventionsplan, in dem
die fachspezifischen Behandlungsvorschläge jeweils so aufeinander bezogen vereint
sind, dass ein möglichst optimales Behandlungsergebnis für die Patientin und den
Patienten erzielt werden kann – hierbei wird von einem interprofessionellen Behandlungsplan gesprochen.

Auch wenn die Kontinenz nicht in jedem Fall wiederhergestellt werden kann,
sollte dennoch das interprofessionelle Behandlungsziel der Erhalt oder die Wiederherstellung der größtmöglichen Lebensqualität und Selbständigkeit der betroffenen
Person sein und mit deren Wünschen und Bedürfnissen möglichst im Einklang stehen.

Den organisatorischen Abläufen im Kontinenzzentrum folgend wird die Kontinenzsituation von Herrn Hans zuerst seitens der Pflege (siehe Kap. 3.4.1) erfasst. Es
schließt sich eine ärztliche – hier urologische (siehe Kap. 3.4.2) –, physiotherapeutische (siehe Kap. 3.4.3) und psychologische (siehe Kap. 3.4.4) Begutachtung an. Herr
Hans trifft bei seinem ersten Termin und den weiteren Terminen zur Abklärung seiner
Kontinenzbeschwerden auf eine Pflegefachfrau, eine Urologin, eine Physiotherapeutin sowie eine Psychologin – dementsprechend erfolgt die Bearbeitung des Fallbei-

spiels ausschließlich mit diesen Akteurinnen. Natürlich sind im Kontinenzzentrum in allen Berufsgruppen auch männliche Kollegen in der Patientenversorgung tätig.[3]

3.4.1 Pflegerische Perspektive

Das Team der Pflegefachkräfte des Kontinenzzentrums, das Herr Hans alsbald nach dem Vortrag gemeinsam mit seiner Frau aufsucht, stellen die ersten Kontaktpersonen für Betroffene wie Herrn Hans dar. Sie führen in einem Untersuchungszimmer ein strukturiertes Aufnahmegespräch anhand eines strukturierten Fragebogens als pflegerische Anamnese[4] durch.

Das pflegerische Assessment sollte sowohl Basis- als auch Fokus-Assessments umfassen [98]. Neben den allgemeinen gesundheitsbezogenen Daten zur Lebenssituation werden auch die alltäglichen Fähigkeiten eines Patienten und einer Patientin untersucht, um die (Un-)Selbständigkeit einer Person systematisch zu erfassen und ihren etwaigen Unterstützungsbedarf einzuschätzen.

Im Zusammenhang mit dem Gesundheitsphänomen Inkontinenz bzw. der Kontinenzförderung umfasst die Pflegeanamnese folgende Aspekte:
– Miktionsanamnese
– Trinkanamnese
– Anamnese der Medikation
– Stuhlanamnese
– Anamnese zu Begleiterkrankungen, Operationen und funktionellen Einschränkungen
– bisherige Behandlung und Versorgung der Inkontinenz
– psycho-soziale Aspekte.

Zusätzlich sollten ein Miktionsprotokoll oder Miktionstagebuch geführt werden, eine Urinanalyse stattfinden, eine körperliche Untersuchung und die Erfassung des subjektiven Belastungserlebens erfolgen, das Kontinenzprofil sowie der Restharn bestimmt und anhand eines Vorlagentests (auch Pad-Test genannt) die Menge des ungewollten Urinverlustes ermittelt werden. (vgl. [17,18,97]).

---

3 Es wird vorliegend von einer geschlechterdifferenzierten Fallbearbeitung abgesehen, da der Fokus auf dem Zusammenspiel der Interprofessionalität liegt. Dass das Geschlecht und Geschlechter(rollen)spezifika der Ärztin oder des Arztes sowie der Patientin und des Patienten die Interaktion und Kommunikation sowie Diagnose und Therapie beeinflusst, ist bekannt (z. B. [12–14,95]. Zudem gibt es Hinweise, dass das Geschlecht der Akteurinnen und Akteure die Interaktion und Kommunikation in der Versorgung von Inkontinenz beeinflusst [16]. Die ist in der Versorgungspraxis nicht zu vernachlässigen.

4 Die Anamnese findet auch in Anlehnung an Gordon 1994 zitiert in [96] und in Anlehnung an die Leitlinien-Empfehlungen [17,18,97] statt.

Im *Anamnesegespräch* mit Herrn Hans, der von seiner Ehefrau auf eigenen Wunsch hin begleitet wird, erfragt die Pflegefachkraft zunächst seine persönlichen Daten: Herr Hans ist 68 Jahre alt, verheiratet und lebt mit seiner Frau zusammen. Er ist Rentner und bei einer gesetzlichen Krankenkasse versichert. Als die Pflegefachkraft nach dem Grund fragt, warum er das Kontinenzzentrum aufgesucht hat, erfährt sie von Herrn Hans, dass er seit mehreren Jahren an Harninkontinenz leidet. Herr Hans führt die Ursache seiner Inkontinenz auf eine vor zwei Jahren erfolgte Prostataoperation zurück. So erklärt er der Pflegefachkraft: *„Zuerst habe ich gedacht eben, dass die Sache besser wird, weil das ja bei jedem ist und die heute wieder normal zur Toilette gehen können. Aber es wurde eben mit der Zeit, [...], eben dann doch immer schlechter. Und wir wurden ja darauf hingewiesen vor der Operation, dass eben fünf Prozent dran glauben müssen ... Und da war ich ... bei der Quote war ich bei.“*

Die Pflegefachkraft erfragt nun in Anlehnung an die Key-Questions der ICS- Empfehlungen [97] die Anzeichen der Belastungsinkontinenz mit den Worten „Verlieren Sie manchmal Urin, wenn Sie husten oder niesen oder wenn Sie sich anstrengen, wie beim Heben eines schweren Gegenstandes?“ – Herr Hans antwortet daraufhin, dass sich diese Art von Beschwerden erst nach der Operation eingestellt hätten. So kam es nach der Operation, also bevor er den Dauerkatheter erhalten hat, beim Husten, Niesen oder Lachen „immer“ zum Abgang von Urin in größeren Mengen. Beim Heben eines Bierkastens oder beim Aufstehen von einem Stuhl sei es „manchmal“ zu Harnverlusten gekommen.

Die Pflegefachkraft erfragt nun die Anzeichen einer Dranginkontinenz mit der Frage: „Haben Sie manchmal Harndrang, der so plötzlich und stark ist, dass Sie es nicht schaffen rechtzeitig die Toilette zu erreichen? Falls ja, wie lange bestehen die Symptome schon?“.

Bereits vor der Operation habe er ein ständiges Dranggefühl verspürt, antwortet Herr Hans auf die Frage, und Schwierigkeiten gehabt, Wasser zu halten, so z. B. wenn er einen laufenden Wasserhahn hörte, auch kam es zum Nachträufeln, nachts musste er häufig auf die Toilette. Diese Situation hat sich auch nach der Operation nicht verändert. Er verspürte – bevor er den Dauerkatheter erhalten hat – weiterhin einen starken Harndrang, insbesondere nachts, wobei er bis zu vier Mal die Toilette aufsuchen musste. Teilweise ging dann auch Urin verloren, bevor er das WC erreichte. Wenn er das Geräusch von Wasser hörte oder in Kontakt mit Wasser kam, verlor er „manchmal“ Urin. Nach mehreren für ihn als sehr unangenehm wahrgenommenen Inkontinenzereignissen in der Öffentlichkeit, bat er seinen behandelnden Urologen um Hilfe. Dieser hatte ihm dann – auf sein Drängen hin – einen Dauerkatheter gelegt.

Die Pflegefachkraft lenkt nun das Gespräch auf die Inkontinenzhilfsmittel, die Herr Hans nutzt: Dabei wird deutlich, dass Herr Hans den bereits erwähnten Dauerkatheter, an dem ein Urinbeutel befestigt ist, seit ca. 21 Monaten trägt. Der Katheter sei – so führt er weiter aus – bislang alle sechs Wochen von seinem Urologen gewechselt worden. Zusätzlich trägt Herr Hans Kontinenzhosen und mehrere Unterhosen übereinander, die er mit zerschnittenen „Wanderstrümpfen“, umfunktioniert zu Hosenträgern, befestigt. Er selbst spricht von einem „kompliziertem Sicherungssystem", was zur Folge hat, dass er morgens eine Stunde benötige, um sich zu waschen und zu kleiden. Unterwegs nehme er als „Vorsichtsmaßnahme" Wechselbeutel und Kontinenzhosen mit.

Seine Kontinenzhosen kaufe Herr Hans in einer Apotheke, in der er den (männlichen) Apotheker mittlerweile gut kenne. Er merkt an, dass die Kosten für seine Hilfsmittel „nicht gerade gering" seien. Während der Nacht lege er zusätzlich Gummiunterlagen, auf die er weitere Tücher legt, unter das Bettlaken. Ihm sei selbst die geringe Menge an Harn unangenehm, die neben dem Katheter austritt.

Im Auffangbeutel, der an Herrn Hans Unterschenkel mit einem Haltegurt befestigt ist, befinden sich zum Zeitpunkt der pflegerischen Anamnese 300 ml. Der Urin ist hellgelb und klar. Beimengungen wie Blut oder ein eitriges Exsudat sind nicht erkennbar.

Auf die Frage nach der Menge und Art der Flüssigkeitsaufnahme, z. B. Kaffee, Tee, Alkohol erklärt Herr Hans, dass er gerne Wasser und Tee trinken würde und sich am Abend regelmäßig eine kleine Flasche Bier zum „Feierabend" (0,33 l) gönne. Nachts hat er eine Selterflasche neben dem Bett stehen, die er bis zum nächsten Morgen austrinken würde. Alles zusammengenommen würde sich also eine tägliche Trinkmenge von zwei bis drei Litern ergeben.

Auf die Frage nach seinem Umgang mit Nikotin und anderen Drogen antwortet er, Nichtraucher zu sein und bei einer Familienfeier zum Bier auch gerne mal ein „Klaren", also Schnaps, zu trinken. Die Frage nach etwaigen Darmstörungen wird von Herrn Hans verneint. Er gibt an, dass er täglich Stuhlgang habe und kontinent sei.

Auf die Frage der Pflegefachkraft, unter welchen weiteren Erkrankungen Herr Hans leide und welche Medikamente er zurzeit einnimmt, teilt er ihr mit, dass bei ihm Hypertonie, Gicht und eine Wirbelsäulenkrümmung (Skoliose) diagnostiziert worden seien. Herr Hans kann im Zusammenhang mit den Medikamenten, die er einnimmt der Pflegefachkraft nur die Handelsnamen nennen, nicht jedoch die Wirkstoffe:[5] Yentreve® (Wirkstoff: Duloxetin, off label), Veratide® (Kombinationspräparat aus Verapamil, Triamteren, Hydrochlorothiazid), ENAHEXAL® (Wirkstoff: Enalapril), Allobeta® (Wirkstoff: Allopurinol), ASS® (Wirkstoff: Acetylsalicylsäure).

Die Frage nach Allergien verneint Herr Hans. Sein Körpergewicht beträgt 95 kg bei einer Körpergröße von 178 cm. Damit liegt sein errechneter BMI bei: 30 kg/m^2.

Im weiteren Gesprächsverlauf soll in Erfahrung gebracht werden, wie sehr die Inkontinenzproblematik Herrn Hans psycho-sozial belastet. Die Pflegefachkraft

---

5 Es wird davon ausgegangen, dass der überwiegende Großteil der Patientinnen und Patienten auf die Frage ihrer Ärztin oder ihres Arztes lediglich die Medikamentennamen kennt, nicht aber die Wirkstoffe. Da vorliegend ein reales Fallbeispiel bearbeitet wird, wird eben dieser Annahme gefolgt und die von Herrn Hans genannten Medikamentennamen angeführt – in Klammern ergänzt durch die Wirkstoffe.

weiß, dass sich inkontinente Personen sehr für ihre Funktionsstörung schämen und es ihnen zumeist schwerfällt, offen die erlebte Belastung anzusprechen. Betroffene können die Auswirkungen der Inkontinenz auf das private und soziale Leben sehr unterschiedlich wahrnehmen. Das Belastungserleben ist immer subjektiv und kann sich von der tatsächlichen (objektiven) Häufigkeit und Menge des Urinverlustes unterscheiden. Pflegefachkräfte sollten deshalb schon im Aufnahmegespräch zusätzlich das individuelle Belastungserleben erfassen [99]. Hierzu eignet sich z. B. der Einsatz des Fragebogens *International Consultation on Incontinence Questionnaire on Urinary Incontinence* als Kurzform (ICIQ UI-SF[6]). Dieser Fragebogen besteht in seiner aktuellen Version aus vier Fragen. Mit der ersten Frage wird die Häufigkeit der Inkontinenzepisoden ermittelt, mit der zweiten Frage die Urinmenge. Die dritte Frage richtet sich nun auf das Belastungserleben der Betroffenen, indem mittels einer Analogskala (0 = gar nicht bis 10 = stark) erfasst werden soll, wie stark das Leben durch den Urinverlust beeinträchtigt ist. Die vierte Frage stellt eine Liste von Situationen dar, in denen es zu Urinverlusten kommt (z. B. beim Husten oder Niesen) [101]. Obwohl der Fragebogen im Fall von Herrn Hans aufgrund des in der Blase liegenden Dauerkatheters nicht vollständig beantwortet werden kann, nutzt die Pflegefachkraft dennoch die Frage drei des Instruments als Basis, um gemeinsam mit ihm über das persönliche Belastungserleben zu sprechen. Es stellt sich heraus, dass sich Herr Hans durch die Inkontinenz maximal belastet fühlt. Auf die Frage, was ihn am meisten im Zusammenhang mit der Inkontinenz stört, antwortet er: *„Am meisten stört mich, dass wir nicht mehr so zusammen sind. Das stört mich am meisten."*

Im Anschluss erfragt die Pflegefachkraft soziale und biografische Daten und erfährt über Herrn Hans, dass er in Berlin geboren wurde. Aufgewachsen ist er im Westteil der Stadt. Nachdem er die Schule bis zur 9. Klasse besuchte, hat Herr Hans im Anschluss eine Ausbildung zum Maurer absolviert und auf Baustellen gearbeitet. Später hat er einen Taxifahrerschein gemacht und ist zusätzlich zu seiner Maurertätigkeit bis zu seiner Berentung mit 60 Jahren im Taxigewerbe tätig gewesen. Im Monat stehen ihm 1.500 Euro zur Verfügung. Nach dem Tod seiner ersten Ehefrau hat er seine zweite und jetzige Ehefrau geheiratet, sie hat ein Kind mit in die Beziehung gebracht. Herr Hans lebt mit seiner Frau in einer Zwei-Zimmerwohnung in Berlin. Zu seinem sozialen Netzwerk gehören seine Partnerin und ihr Sohn, sein Schwager und seine Schwägerin sowie seine Schwester. Als Hobby gibt er an, gerne zu lesen. Die vor seiner Erkrankung ausgeübten Aktivitäten wie Fahrradfahren, Schwimmen und Saunieren sowie Fitnesssport, den er gemeinsam mit seiner Ehefrau machte, hat er eingestellt.

Anschließend soll die häusliche Situation hinsichtlich einer Kontinenz-fördernden Umgebung erfasst werden. Im Zusammenhang mit Harninkontinenz im Alter geht

---

6 Der Fragebogen ist in deutscher Übersetzung z. B. auf der Webseite der Deutschen Kontinenz Gesellschaft verfügbar [100].

es insbesondere um Hindernisse und Barrieren, die die Toilettennutzung erschweren könnten. Somit sind Aspekte wie die Distanz der Toilette zu Wohn- und Schlafräumen von Bedeutung, ob Stolperfallen wie Schwellen oder Teppichkanten existieren, wie die Lichtverhältnisse sind und ob die Toilettensitzhöhe in der Höhe so angemessen ist, dass sie von den Betroffenen bequem benutzt werden kann.

Zur weiteren Einschätzung der Kontinenzsituation gehören auch eine *körperliche Untersuchung* durch die Pflegefachkraft. Bevor sie damit beginnt, bittet sie die Ehefrau nun das Untersuchungszimmer zu verlassen und im Wartezimmer Platz zu nehmen. Bei der körperlichen Untersuchung richtet sich der Fokus insbesondere auf die Beobachtung der Geh- und Bewegungsfähigkeit. Pflegefachkräfte können hier auf sehr unterschiedliche Assessments zurückgreifen wie z. B. den Barthel-Index [102] oder den FIM (*Functional Independence Measure*, [103]); mit diesen Instrumenten sollen funktionelle Einschränkungen erkannt werden. Die Pflegefachkraft des Kontinenzzentrums wendet bei Herrn Hans den Barthel-Index an, indem sie ihn einerseits zu seinen Fähigkeiten befragt und ihn andererseits auffordert, Bewegungen durchzuführen (aufstehen vom Stuhl, gehen einer kleinen Wegstrecke). Im Ergebnis erreicht er einen Punktwert von 100 Punkten, was für eine komplette Selbständigkeit spricht.

Routinemäßig untersucht die Pflegekraft bei allen Patienten, die das Kontinenzzentrum aufsuchen, das äußere Genital auf Auffälligkeiten (z. B. Infektionen, Phimose). Sein Genitalbereich ist – bis auf altersphysiologische Veränderungen – unauffällig. Darüber hinaus werden der Blutdruck und der Blutzucker ermittelt. Die Blutdruckwerte von Herrn Hans liegen bei 140/90 mmHg und sein Blutzuckerwert bei 120 mg/dl. Damit ist der Blutdruck erhöht, der Blutzuckerwert liegt im Normbereich.

Im Falle von Herrn Hans lässt sich folgendes eruieren: In der Zwei-Zimmerwohnung sind die Entfernungen zwischen den Wohn- und Schlafräumen und der Toilette sehr gering. Das Badezimmer wurde erst kürzlich modernisiert und anstelle einer Badewanne wurde eine große Dusche eingebaut. Nun bietet das Badezimmer viel Platz und ist hell und geräumig. Eine Toilettensitzerhöhung ist bislang nicht auf der Toilette montiert, Herr Hans sieht derzeit auch keine Notwendigkeit dafür.

Nachdem Herr Hans seine Krankengeschichte berichtet hat und die pflegerischen Assessments durchgeführt wurden, können folgende Aspekte, die im Hinblick auf die pflegerische Kontinenzförderung bedeutsam sind, herausgearbeitet werden:

Herr Hans ist harninkontinent, er trägt seit 21 Monaten einen Dauerkatheter. Neben dem Katheter verliert er dennoch etwas Urin, worunter er sehr leidet. Seine Lebenssituation und die seiner Ehefrau werden durch die Harninkontinenz schwer beeinträchtigt. Die Unsicherheit und die Angst vor beschämenden Inkontinenzerlebnissen in der Öffentlichkeit haben dazu geführt, dass Herr Hans trotz seines transurethralen Dauerkatheters ein kompliziertes Sicherheitssystem entwickelt hat, um etwaigen austretenden Urin sicher aufzufangen. Mit dieser „Mehrfachversorgung" fühlt er sich zwar ausreichend geschützt, investiert jedoch viel Zeit und Geld in diese. Wirklich zufrieden ist er mit dieser Versorgung nicht. Da er sich an das Fremdkörpergefühl im Penis und in der Blase nie gewöhnt habe und der Katheter zeitweise stärkere Schmerzen verursache oder gelegentlich sogar diskonnektiere, ist er emotional sehr belastet.

Die körperliche Untersuchung von Herrn Hans ergab eine uneingeschränkte Gehfähigkeit. Er zeigt ein sicheres Gangbild und kann sich zügig fortbewegen. Es liegen auch keine Auffälligkeiten des Gleichgewichtssinns bei Herrn Hans vor. Ein rasches Aufsuchen der Toilette – wie es bei einem starken Harndranggefühl erforderlich ist – ist ihm damit möglich. Herr Hans hat trotz einer Gichterkrankung keine Schwierigkeiten, die Kleidung in der erforderlichen Zeit zu öffnen. Auch der Hautzustand weist keine Veränderungen auf.

Die Pflegefachkraft resümiert aus pflegefachlicher Perspektive, dass Herr Hans mit der dauerhaften transurethralen Harnableitung nicht adäquat versorgt scheint. Die Anlage eines Blasenverweilkatheters dient primär der Behandlung einer Blasenentleerungsstörung und nicht einer Harninkontinenz [18]. Eine Indikation für eine Langzeitdrainage liegt nur in Ausnahmefällen vor, so z. B. im Rahmen einer palliativen Versorgung oder wenn andere Therapieoptionen versagen, vom Patienten abgelehnt werden oder aus anderen Gründen nicht anwendbar sind [18]. Außerdem verhindert die dauerhafte Harnableitung die Durchführung eines Kontinenztrainings.

Herr Hans betonte in dem Anamnesegespräch jedoch deutlich, dass er in seiner Alltagsgestaltung durch die Inkontinenz stark eingeschränkt ist und der Dauerkatheter ihm hilft, wieder mehr Kontrolle und Sicherheit zu gewinnen. Die Pflegefachkraft hat die seelische Not bei Herrn Hans deutlich vernommen, in ihren Notizen hat sie sich folgende Aussage von Herrn Hans aufgeschrieben:

> Herr Hans: „Wäre das jetzt nicht mit dem Beutel gekommen [...], würde ich jetzt nach ... äh fast zwei Jahren noch, einem guten Jahr noch mit Pampers, dann würde die Sache höchstwahrscheinlich bei mir auch sehr, sehr mies aussehen ...“

Damit ist die Pflegeanamnese zunächst abgeschlossen. Die Pflegefachkraft bittet Herrn Hans nun ebenfalls im Warteraum Platz zu nehmen, bis die Urologin ihn zur Untersuchung aufruft. Die Pflegefachkraft dokumentiert ihre vorläufigen Pflegediagnosen und trägt ihre Erkenntnis in das ICF-Erfassungsblatt ein, so dass auch ihre Kolleginnen, die Herr Hans kurz danach konsultiert, darauf zugreifen können.

Als vorläufige Pflegediagnosen legt die Pflegefachkraft „Machtlosigkeit", fest (vgl. [61]). Sie benötigt für eine endgültige Festlegung der Pflegediagnosen, insbesondere bezüglich des Gesundheitsverhaltensmusters „Ausscheidung", noch weitere Informationen, die sie auch aus den noch ausstehenden ärztlichen Untersuchungsergebnissen und durch weitere Gespräche mit Herrn Hans sammeln wird.

„Eine Pflegediagnose ist eine klinische Beurteilung (*clinical judgment*) einer menschlichen Reaktion auf Gesundheitszustände/Lebensprozesse oder die Vulnerabilität eines Individuums, einer Familie, Gruppe oder Gemeinschaft für diese Reaktion" (NANDA I 2013 zitiert nach [61], S. 65). Damit richtet sich der Blick der

Pflegediagnose auf Gesundheitsprobleme, Risikozustände und die Bereitschaft zur Gesundheitsförderung und weniger auf die Krankheit an sich.

Abschließend legt die Pflegefachkraft das Kontinenzprofil fest. Das Kontinenzprofil bestimmt den „[...] Grad der Abhängigkeit der Betroffenen von Unterstützung durch andere Personen und/oder Hilfsmitteln hinsichtlich kontinenzfördernder oder kompensierender Maßnahmen [...]" ([17], S. 26). Für Herrn Hans bestimmt sie das Kontinenzprofil einer „unabhängig kompensierten Harninkontinenz", da der Umgang mit Hilfsmitteln selbständig durch Herrn Hans erfolgt. Jedoch ist gleichzeitig eine Überversorgung zu konstatieren, da die Hilfsmittel nicht adäquat angewendet werden.

Die Pflegefachkraft trägt ihre Befunde mit roter Schrift in das ICF-Erfassungsblatt (siehe Tab. 3.6) ein. In der oberen Zeile wird die Patientenperspektive möglichst wortgetreu eingetragen, darunter die Informationen in der Fachsprache der Pflegefachkraft sowie zusätzlich erhobene Befunde und Beobachtungen.

Tab. 3.6: Dokumentation der Erkenntnisse der Pflegefachkraft mit dem ICF-Erfassungsblatt.

| Anamnestische Daten, Diagnosen, Medikation | **Gesundheitsstörung: Harninkontinenz**
Z. n. Retropubische Radikale Prostatektomie (vor zwei Jahren)

Historie:
Starker Harndrang insbesondere nachts mit ungewollten Entleerungen, teils Harnverlust auf dem Weg zur Toilette und beim Geräusch von laufendem Wasser seit mehreren Jahren.
Nach Retropubischer Radikaler Prostatektomie zusätzlich Harnverlust beim Niesen, Husten und Lachen immer, manchmal beim Heben schwerer Gegenstände und Aufstehen von einem Stuhl.
Aktuell Dauerkatheter und tröpfchenweise Harnverlust aus Harnröhre neben dem Katheter

Verdachtsdiagnose nach ICD-10:
Mischinkontinenz

Nebendiagnosen nach ICD-10:
Adipositas (BMI 30 kg/m²), Hypertonie, Gicht, Skoliose
Pflegediagnose nach NANDA I: Machtlosigkeit (mäßig)

Bisherige Medikation:
Duloxetin 2 × 40 mg off label, Verapamil 160 mg, Triamteren 50 mg, Hydrochlorothiazid 25 mg, Enalapril 5 mg, Allopurinol 300 mg und ASS 100 mg. |

Tab. 3.6: (fortgesetzt).

	Körperstruktur	Körperfunktion	Aktivität und Partizipation
Perspektive des Patienten		Urinverlust beim Husten, Niesen oder Lachen und Heben sowie Aufstehen (–) Vermehrter Harndrang (–) Mehrere peinliche Situationen erlebt (–) Normale Stuhlausscheidung (+) Maximal belastet (–)	Sucht nach Wegen, seine Inkontinenz zu verbessern (+) aktives Mitglied einer Selbsthilfegruppe (+) Teilnahme an einer Informationsveranstaltung des Kontinenzzentrums (+) Rat bei der Referentin gesucht (+) ist motiviert (+) Anmeldeprozedere erfragt (+) Multiprofessioneller Therapieansatz (+) Harnverlustereignisse in der Öffentlichkeit (–) Kompliziertes „Sicherungssystem" für Bewegen in der Öffentlichkeit (±) Vorsichtsmaßnahme Kontinenzhosen unterwegs (±) Kosten durch Kauf der Hilfsmittel (–) Kann nicht mehr mit seiner Frau (intim) zusammen sein (–) Geht seinen Aktivitäten nicht mehr nach (Schwimmen, Fitness) (–)
	Körperstruktur	**Körperfunktion**	**Aktivität und Partizipation**
Perspektive der Gesundheitsfachpersonen **Pflege** **Arzt/Ärztin** **Physiotherapeutin** **Psychologin**	Keine erkennbaren körperlichen Veränderungen (+)	Selbständig in allen Aktivitäten des täglichen Lebens (ATL) (+) Harnverlust beim Husten, Niesen oder Lachen und Heben sowie Aufstehen (–) Vermehrter Harndrang (–) Adipositas (–) Gute Gehfähigkeit (+) Bewegungsfähigkeit und Fingerfertigkeit – trotz Gicht (+) Hautpflege im Intimbereich (+) Gute Regenerationsfähigkeit der Haut im Intimbereich (+) Scham (–) Maximale emotionale Belastung, großer Leidensdruck (–) Unsicherheit, Angst (–) Machtlosigkeit (–) Unabhängig kompensierte Harninkontinenz (±)	Hilfesuche für Inkontinenz (+) Informationsveranstaltung des Kontinenzzentrums besucht (+) Beratung Referentin gesucht (+) Inkontinenzepisoden in der Öffentlichkeit (–) Aufwändiger Gebrauch von Hygieneartikeln (±) Ersatzkontinenzhosen in der Öffentlichkeit (±) Hobby lesen (+) Hobbys wie Fahrradfahren, Schwimmen, Sauna, Fitnesssport komplett eingestellt (–) Eingeschränkte Freizeitaktivitäten mit der Ehefrau (–) Alltagsgestaltung stark eingeschränkt (–) Finanzielle Situation: Einkommen/Rente (±)

Tab. 3.6: (fortgesetzt).

	Körperstruktur	Körperfunktion	Aktivität und Partizipation
Perspektive der Gesundheitsfachpersonen Pflege / Arzt/Ärztin / Physiotherapeutin / Psychologin		Harnentleerung auf der Toilette aufgrund des Dauerkatheters nicht möglich (–) Kontinenzfördernde Maßnahmen aufgrund des Dauerkatheters nicht möglich (–)	

	Personbezogene Faktoren	Umweltfaktoren
Kontextfaktoren	68 Jahre alt (0) Aus Berlin (Großstadt), ehemals Maurer und Taxifahrer (0) Nichtraucher (+) Mäßiger Alkoholkonsum (–) Keine Allergien (+)	Selbsthilfegruppe für Inkontinenz (+) Referentin des Vortrags (+) Kontinenzzentrum mit Kassenzulassung (+) Multiprofessionelles Behandlungsteam (+) Patienteninformationsbroschüre (+) Bisherige Befunde nutzen (+) Rentenversorgung (+) Gesetzliche Krankenkassenversicherung (+) Valide Fragebögen und international anerkannte Scores (+) Dauerkatheter (±) Kontinenzhosen mit persönlicher inadäquater Adaptation (±) Ersatzkontinenzhosen für unterwegs (+) Männlicher bekannter Apotheker für Kontinenzhosen (+) Gummiunterlagen für die Nacht (±) Ehefrau in 2. Ehe mit Sohn (+) 2-Zimmerwohnung in Berlin (+) Modernisiertes Badezimmer (+) Soziales Umfeld (Schwager, Schwägerin und Schwester) (+) Kompliziertes System bei Aktivitäten außer Haus mittels Dauerkatheter und Kontinenzhosen mit „Hosenträgern" (±) Finanzielle Belastung durch Kontinenzhilfsmittel (–) Zuzahlungen zu Hilfsmitteln könnten finanziert werden (+)

Legende: (+) = Ressourcen, förderliche Faktoren, (–) = Probleme, Barrieren, (±) = positive und negative Aspekte, (0) = neutral. Rote Schrift: Informationen, die durch die Pflegefachfrau ermittelt wurden.

3.4.2 Ärztliche Perspektive

Während Herr Hans sich bei der Pflegefachkraft aufhält, kann sich die Urologin die Untersuchungsbefunde anschauen, die Herr Hans in das Kontinenzzentrum mitgebracht hat: Demnach ist der 68-jährige Herr Hans in einem guten Allgemeinzustand. Vor zwei Jahren wurde ein lokal begrenztes, nicht-metastasiertes Prostatakarzinom (Gleason 4+4, PSA-Wert von 11 ng/ml; Histologie: T2b, G2, N0, L0, M0, R0)[7] mittels einer nervschonend, retropubischen Radikalen Prostatektomie (RRP) operiert. Der Eingriff sowie der stationäre Aufenthalt verliefen laut Entlassungsbrief komplikationslos, ebenso wurde der intraoperative Blasenverweilkatether zeitgerecht nach zehn Tagen komplikationslos entfernt. Direkt postoperativ lag eine Belastungsinkontinenz Grad 1–2 (vgl. Tab. 2.5, [30]) mit einem Vorlagenverbrauch von sechs Inkontinenzeinlagen pro Tag vor. Laut Entlassungsbrief lag nach der Operation Urinverlust beim Husten und Niesen vor, manchmal auch beim Aufstehen vom Stuhl. Häufiges nächtliches Wasserlassen und starker Harndrang haben schon vor der Operation bestanden. Die Beschwerden haben sich postoperativ verschlechtert. Dafür wurden dem Patienten intensives Beckenbodentraining empfohlen und ein off-label-use mit Duloxetin, einem für die weibliche Belastungsinkontinenz zugelassener Serotonin-Noradrenalin-Reuptake-Hemmer in einer Dosierung von 2 × 40 mg, initiiert. Ein Harnwegsinfekt wurde vor Entlassung ausgeschlossen. Der postoperative PSA-Wert fiel auf 0,01 ng/ml. Eine stationäre Anschlussheilbehandlung wurde leitliniengemäß empfohlen [104].

Weiter führt der Entlassungsbrief von Herrn Hans folgende Nebendiagnosen an: Gicht, Skoliose, Hypertonie und Herzinsuffizienz. Medikation: Duloxetin 2 × 40 mg off-label, Verapamil 160 mg, Triamteren 50 mg, Hydrochlorothiazid 25 mg, Enalapril 5 mg, Allopurinol 300 mg und ASS 100 mg.

Die Urologin ruft Herrn Hans in das Behandlungszimmer und bittet ihn, an einem Besprechungstisch Platz zu nehmen. Sie führt nun ein weiteres medizinisches Basis-Assessment durch, das eine ausführliche Allgemeinanamnese einschließlich einer Familienanamnese beinhaltet. Die Vorbefunde der Pflegefachkraft inklusive der Vermerke des ICF-Erfassungsblattes liegen ihr ebenfalls vor, so dass sie diese einbezieht.

3.4.2.1 Urologische Diagnostik – Teil 1

Die Urologin möchte einleitend von Herrn Hans mehr über seine Miktionssituation und die bisherigen Therapieversuche erfahren und warum er einen Blasenverweilkatheter trägt. Herr Hans beginnt, seinen Krankheitsverlauf ab der Radikalen Prostatektomie vor zwei Jahren, im Alter von 66 Jahren, zu schildern – diese stimmen mit dem

---

7 Weitere Ausführungen zur pathomorphologischen Untersuchung finden sich in der „Interdisziplinären Leitlinie der Qualität S3 zur Früherkennung, Diagnose und Therapie der verschiedenen Stadien des Prostatakarzinoms" [104].

Entlassungsbrief, den die Ärztin bereits gelesen hat, überein. Drei Monate nach der Operation besuchte Herr Hans seinen Urologen im Rahmen der nach Radikaler Prostatektomie leitlinienempfohlenen Nachsorgeuntersuchung [104]. Herr Hans schilderte seinem Urologen – dem gegenüber er seine Drangbeschwerden vor der Operation eher „verharmlost" hatte – verstärkten Harndrang, auch postmiktionell; weiter berichtete er das häufige nächtliche Wasserlassen und den Urinverlust beim Husten, Niesen und Lachen oder wenn er Wasserplätschern hört. Auch verliert er Urin, wenn er schwere Einkaufstaschen trägt oder schnell von einem Stuhl aufsteht. Sein Urologe hätte Blut und Urin abgenommen sowie sonografiert. Demnach seien die Nieren unauffällig, auch Urin und Laborwerte seien ohne pathologischen Befund gewesen. Weiter berichtete Herr Hans damals seinem Urologen von einem für ihn sehr unangenehmen Inkontinenzereignis bei einer Familienfeier, wo er den gepolsterten Stuhl, auf dem er saß, völlig durchnässt hätte. Und das sei nur eins von vielen „schlimmen", Scham auslösenden Ereignissen gewesen. Er fühle sich dadurch so stark belastet, weshalb er soziale Aktivitäten und Kontakte meide. Daraufhin habe ihm sein Urologe, der seine Belastung bemerkt hatte, zunächst einen Dauerkatheter mit dem Hinweis eingelegt, dass dieser nicht für eine Langzeitversorgung zu empfehlen sei und es weiterer Abklärungen bedürfe [18]. – Zu dieser Abklärung ist es offenbar nicht gekommen, denn der transuretrale Dauerkatheter liegt nach wir vor ein und wurde von seinem Urologen auch in regelmäßigen Abständen gewechselt. – Herr Hans ergänzt, dass neben dem Katheter dennoch Urin ausstritt und ihn das extrem störe, da er zusätzliche Vorlagen brauche und sich sehr unsicher, ängstlich und eingeschränkt fühle.

Nachdem Herr Hans seine Schilderungen abgeschlossen hat, interessiert die Ärztin, ob er nach der Operation vor zwei Jahren eine Anschlussheilbehandlung[8] wahrgenommen hat, auf die als Bestandteil der ärztlichen Nachsorge Anspruch besteht [104]. Herr Hans verneint dies. Ihm wurde zwar eine solche Anschlussheilbehandlung im Krankenhaus angeboten, doch er habe sie abgelehnt, da für ihn die Operation und der Krankenhausaufenthalt „der blanke Horror" waren und er seitdem versuche, sämtliche Krankhausaufenthalte oder (invasive) Eingriffe zu vermeiden.

Auf die Frage nach der sexuellen Funktionsfähigkeit nach der Operation berichtet der Patient, dass Erektionen möglich sind, jedoch keine Spermaausschüttung stattfinde. Das habe ihn zwar verwundert, da er jedoch aufgrund des Unwohlseins aufgrund seiner Kontinenzsituation sowie der konkreten Angst vor Urinabgang ohnehin das Interesse am Geschlechtsverkehr verloren habe, sei das für ihn nicht von Bedeutung. Vielmehr belaste beide Eheleute die fehlende Intimität.

---

8 Gemäß „Interdisziplinärer Leitlinie der Qualität S3 zur Früherkennung, Diagnose und Therapie der verschiedenen Stadien des Prostatakarzinoms" soll der Patient nach lokaler Therapie über eine fachspezifische Rehabilitation in Form einer Anschlussheilbehandlung informiert werden [104], da angenommen werden kann, dass eine fachspezifische Rehabilitation mit multimodalem Therapieplan positive Effekte auf eine postoperative Harninkontinenz hat [105].

Die Ärztin erläutert Herrn Hans, dass es nach einer Radikalen Prostatektomie häufig zu Sexualstörungen in Form von erektiler Dysfunktion kommen kann [104,106]. Bei ihm wurde laut Arztbericht aus dem Krankenhaus nerverhaltend operiert und da er eine mögliche Erektionsfähigkeit angibt, war dies auch erfolgreich. Jedoch werden im Rahmen dieser Operation die Samenblasen und die Prostata entfernt und somit die Lieferanten von 99 % des Ejakulatvolumens. Damit ist eine Spermaausschüttung nicht mehr möglich. – Der Ärztin schien wichtig, Herrn Hans dies kurz zu erklären, obgleich sie erkannt hatte, dass primär Gefühle wie Scham und Angst die Intimität mit seiner Ehefrau behindern.

Bezüglich des transurethralen Dauerkatheters und dessen langer Liegezeit fragte die Ärztin Herrn Hans, ob ihm in diesem Zeitraum auch ein suprapubischer Blasenkatheter – ein die Harnröhre umgehender, transabdomineller Blasenkatheter – empfohlen wurde, der gerade bei längerfristiger Harnableitung zu bevorzugen ist. Herr Hans bejahte dies, erläuterte jedoch sogleich, dass er dies strikt ablehnte, da dies einen kleinen operativen Eingriff erforderte.

Nach dem einleitenden Gespräch möchte die Urologin die *körperliche Untersuchung* durchführen. Als erstes nimmt sie jedoch eine *Blutabnahme* vor. Danach bittet sie Herrn Hans, sich dafür auf die Untersuchungsliege zu legen und den Bauch sowie Genitalbereich frei zu machen; während dessen erläutert die Ärztin ihm, was sie nun untersuchen wird: Sie tastet den Abdomen ab und inspiziert die Genitalien. Sie befundet: Reizlose Narbe nach retropubischer Radikaler Prostatektomie, kein Fieber, keine Dysurie, Nykturie 4. Der Patient trägt einen transurethralen Blasenverweilkatheter (16 Charrière).

Bei der *Sonografie* zeigen sich unauffällige Nieren und keine Harnstauung. Da zu diesem Zeitpunkt der Dauerkatheter des Herrn Hans noch liegt, ist eine Beurteilung von Restharn nicht möglich. Der Dauerkatheter liegt in situ.

Im Anschluss erläutert die Urologin die *weiteren Untersuchungsschritte* und nimmt sich dafür Zeit, da Herr Hans sehr verunsichert wirkt.

Zuerst klärt die Urologin Herrn Hans darüber auf, dass die weiteren Untersuchungsschritte mit dem Dauerkatheter, den Herr Hans trägt, nicht möglich sind. Sie informiert Herrn Hans auch über die etwaigen Komplikationen, die durch das Liegen des Katheters entstehen können, wie Infektionen, Harnröhrenverletzungen oder Harnröhrenstrikturen, was seine Situation weiter verschlechtern könnte – daher sollte eine Langzeitversorgung mit einem transurethralen Dauerkatheter vermieden werden [30,107]. Auch greift sie an dieser Stelle das von Herrn Hans beschriebene und ihn belastende Phänomen auf, dass Urin neben dem Katheter austrat. Sie erläutert, dass die Blasenschleimhaut durch den Katheter gereizt wird – was ebenfalls eine Komplikation eines Harnblasenkatheters darstellt; daraus können sich dauerhafte Blasenkontraktionen entwickeln, die zu einem solchen unwillkürlichen Urinaustritt führen können. Auch könnte neben weiteren Ursachen (wie z. B. Katheterblockierung, Blasensteine, nicht-inhibierte Blasenkontraktionen) die Undichtigkeit des Katheters auf einen zu dicken Katheter zurückzuführen sein, da ein größerer Katheter auch eine stärkere Gewebereizung indizieren kann [108].

Vor dem Hintergrund dieser Komplikationen aufgrund des Harnblasenkatheters und der notwendigen Untersuchungen schlägt die Ärztin einen *Katheterauslassversuch* vor, den sie gern am Ende dieses Termins vornehmen würde. Als weitere Schritte schlägt die Ärztin nach der Katheterentfernung zunächst eine nicht-invasive Basisdiagnostik vor [18,57,76]:

– Urinschnelltest und Anlage einer Urinkultur aus dem Spontanurin nach Katheterentfernung
– Miktionstagebuch
– Trinkprotokoll
– Pad-Test zur Quantifizierung der Harninkontinenz (für dessen Anwendung ein Harnverhalt ausgeschlossen sein muss)
– Sonografie nach Auslassversuch zur Bestimmung von Restharn

Als weiterführende Diagnostik kommen folgende Untersuchungen in Frage:
– Urethro-Zystoskopie zur Beurteilung der Sphinkter(rest)funktionen (M. sphincter urethrea externus), Harnröhrenstrikturen, Harnblasenhalsstrikturen oder Anastomosenstrikturen sowie zum Ausschluss von Blasentumoren, Steinen, großen Divertikeln oder Trabekulationen und Deformitäten der Ostien
– Urodynamik zum Untersuchen und Quantifizieren der Fehlfunktionen des unteren Harntraktes, Objektivieren der Symptome, Zystoskopie und Infektausschluss, respektive Infektbehandlung.

Die urodynamische Diagnostik zur Erfassung der Blasenfunktion kann zum jetzigen Zeitpunkt unter Vorbehalt bleiben, da diese weiterführende (invasive) Untersuchung hauptsächlich dann notwendig ist, wenn die Primärtherapie nicht erfolgreich war bzw. eine operative Therapieoption vorstellbar ist [57,76]. – Herr Hans lehnt zum jetzigen Zeitpunkt eine operative Therapie deutlich ab.

Nach dem ärztlichen Gespräch und der Untersuchung, bei der die Ärztin alles ausführlich (dem Informationsbedürfnis von Herrn Hans entsprechend) und verständlich erläutert hat, entschließt sich Herr Hans, dass die Urologin den Blasenverweilkatheter jetzt entfernen kann. Vorab sichert die Ärztin Herrn Hans zu, dass die Pflegefachkraft gleich im Anschluss an den Auslassversuch für ihn Vorlagen bereithalten wird, so dass er mit aufsaugenden Hilfsmitteln versorgt ist. Die Ärztin führt diesen für ihn schweren Schritt, der mit viel Angst verbunden ist, schnell und für den Patienten schmerzfrei durch.

Im Anschluss bittet die Ärztin Herrn Hans, dass er am nächsten Tag gleich morgens erneut in die Sprechstunde kommt, um etwaigen Restharn nach Miktion sonographisch messen zu können; gegebenenfalls ist dann eine weitere sonographische Kontrolle nach fünf bis sechs Stunden erforderlich. Wenn er allerdings bis dahin seine gefüllte Blase nicht spontan entleeren kann und es zu Schmerzen kommt, empfiehlt sie ihm, die Notaufnahme eines Krankenhauses in Wohnortnähe aufzusuchen.

Abschließend stimmt die Ärztin Herrn Hans zuversichtlich auf die bevorstehenden Schritte und weiteren Untersuchungen durch ihre Kolleginnen und begleitet ihn zur ihm bekannten Pflegefachkraft, die Herrn Hans weiter versorgt.

Weitere Begleitung durch die Pflegefachkraft

Die Pflegefachkraft übernimmt Herrn Hans nach der Entfernung des transurethralen Dauerkatheters. Herr Hans soll nun noch so lange im Kontinenzzentrum bleiben, bis er spontan Wasser gelassen hat. Sie reicht ihm ein großes Glas Wasser und bittet ihn, es auszutrinken.

Herr Hans erhält von der Pflegefachkraft mehrere Inkontinenzvorlagen aus Musterbeständen. Er fühlt sich allerdings mit dieser Versorgungsform nicht ausreichend geschützt und holt aus seiner Tasche sein eigenes ausgeklügeltes „Sicherungssystem" hervor und zieht es sich an. Als er wieder angezogen ist, händigt ihm die Pflegefachkraft eine Verordnung für Inkontinenzvorlagen aus, damit er die nächsten Tage seine Harnverluste kompensieren kann. Danach überreicht sie ihm einen Vordruck für ein Miktionstagebuch und erklärt Herrn Hans, dass er das Tagebuch für drei Tage führen soll und darin seine Getränke und die Trinkmenge, sein Ausscheidungsverhalten (willkürliche und unwillkürliche Harnverluste) und begleitende Empfindungen oder Ereignisse mit Angaben der Uhrzeit dokumentieren soll [17,97].

Ein Miktionsprotokoll zeichnet den Zeitpunkt und das Volumen der Urinausscheidungen (gewollt und ungewollt) über 24 Stunden auf. Das Miktionstagebuch umfasst weitere Informationen wie Flüssigkeitsaufnahme und Inkontinenzereignisse, Verwendung der Inkontinenzvorlagen und ihr Wechsel, begleitende Umstände wie Harndrang und Aktivitäten, die während bzw. vor dem unfreiwilligen Urinverlust unternommen wurden. Internationale Leitlinien [97] empfehlen die Verwendung eines Miktionstagebuches, da sie eine umfassende Bewertung der Harninkontinenz ermöglichen. Die Dokumentation der Häufigkeit, der Symptome und der entleerten Volumina für mindestens 24 Stunden kann bei der anfänglichen Beurteilung der Harninkontinenz bereits sehr hilfreich sein. Noch nützlichere klinische Daten liefern Miktionstagebücher, die über zwei bis drei Tage geführt werden. Darüber hinaus kann ein Tagebuch auch einen therapeutischen Nutzen haben, da es Einblicke in das Ausscheidungsverhalten gibt und verwendet werden kann, um die Wirksamkeit von Interventionen zu überwachen.

Das Miktionstagebuch ist in Tabellenform (siehe Tab. 3.7) angelegt, so dass Herr Hans nur noch die entsprechenden Werte und die Uhrzeiten eintragen muss. Damit er die Harnmenge messen kann, die er über einen Toilettengang ausscheidet, empfiehlt ihm die Pflegefachkraft einen alten Küchenmessbecher zu nutzen. Für den Pad-Test, bei dem die benutzten Inkontinenzvorlagen gewogen werden, um die Urinmenge zu ermitteln, die unwillkürlich ausgeschieden wurde, schlägt die Pflegefachkraft vor, auf einer alten Küchenwaage zunächst die Tagesration trockener Vorlagen in einer Plastiktüte und dann die benutzen Vorlagen ebenso in einer Plastiktüte zu wiegen;

Tab. 3.7: Beispiel eines Miktionstagebuches (eigene Darstellung in Anlehnung an [17,97]).

Datum	Uhrzeit	Getränk und Trinkmenge in ml	Entleerungsmenge in ml beim Toilettengang	Drang fehlend (f) normal (n) zwingend (z)	Harnverlust in ml oder falls nicht möglich geschätzt: klein (k) mittel (m) groß (g)	Wechsel der Hygieneartikel klein (k) mittel (m) groß (g)	Eigenbeobachtungen und Medikamenteneinnahme
Gesamt							

gegebenenfalls ist für die Küche eine neue Waage anzuschaffen. Für die weitere Diagnosestellung sei es sehr wichtig, dass er möglichst detailliert die begleitenden Umstände der Harnverluste im Miktionstagebuch erfasst. Ob er einen Harndrang verspürt mit oder ohne unwillkürlichen Harnverlust, ob er beim Husten, Niesen oder beim Treppensteigen Urin verliert, wann er seine Medikamente einnimmt und welche Maßnahmen (Wechsel der Inkontinenzvorlagen) er zu welchem Zeitpunkt gegen die Inkontinenz unternommen hat – all diese Informationen sollen in das Tagebuch einfließen.

Die Pflegefachkraft bittet Herrn Hans, das ausgefüllte Miktionstagebuch über drei aufeinander folgende bzw. drei typische Tage zu führen und zu seinem ersten Besuch bei der Physiotherapeutin mitzubringen, damit es von ihr für die geplante Teamsitzung ausgewertet werden kann.

Zum Abschluss bietet die Pflegefachkraft Herrn Hans an, sich bei auftretenden Problemen telefonisch bei ihr zu melden oder erneut vorbeizukommen. Sie begleitet Herrn Hans zurück ins Wartezimmer, in dem seine Ehefrau schon ungeduldig auf ihn wartet. Die Pflegefachkraft bucht bei der Physiotherapeutin und der Psychologin die weiteren Untersuchungstermine, notiert diese auf einem Terminzettel und händigt diesen Herrn Hans aus, der gerade von der Toilette kommt und erklärt, dass ein spontanes Wasserlassen gut geklappt habe. Die Pflegefachkraft bedankt sich für die Information und verabschiedet das Ehepaar. Im Anschluss notiert sie den erfolgreichen Katheterauslassversuch in Herrn Hans Akte.

Herr Hans verlässt das Kontinenzzentrum sehr verunsichert. Er fühlt sich unwohl, da er den Dauerkatether nicht mehr trägt und nimmt sich vor, die nächsten Tage lieber zu Hause zu bleiben. Auch die noch ausstehenden Untersuchungen bei der Physiotherapeutin und der Psychologin wecken bei ihm Unbehagen. Er war – das wurde ihm im Krankenhaus nach der Operation dringend empfohlen – bei der Physiotherapie; allerdings nur einmal für ein Beckenbodentraining. Die Übungen konnte er damals jedoch nicht ausführen und kann sich nun nicht so recht vorstellen, welche weiteren „Turnübungen" ihm helfen könnten. Am meisten ängstigt er sich jedoch vor dem Besuch bei der Psychologin. Er fragt sich, was ist, wenn eine psychische Störung bei ihm festgestellt oder er als „verrückt" abgestempelt wird. Frau Hans bemerkt die gedrückte Stimmung ihres Mannes und versucht ihn aufzumuntern. Im Gegensatz zu ihrem Mann ist sie eher euphorisch gestimmt. Die geballte Fachkompetenz, die sie im Kontinenzzentrum erlebt, wecken in ihr neue Hoffnungen, dass sich ihrer beider Situation bald verbessern könnte.

3.4.2.2 Urologische Diagnostik – Teil 2
Wie mit der Urologin und der Pflegefachkraft vereinbart, nimmt Herr Hans am Tag nach dem Katheterauslassversuch die weiteren Untersuchungen im Kontinenzzentrum wahr. Herr Hans wird erneut von seiner Ehefrau begleitet, die für den Untersuchungszeitraum im Wartebereich bleibt.

Herr Hans berichtet der Ärztin erleichtert, dass es ihm nach der Entfernung des Dauerkatheters möglich war, spontan seine gefüllte Blase zu entleeren und er auch keine Schmerzen dabei spürte; allerdings hat er größere Mengen an Urin beim Lachen („obwohl mir gar nicht so oft danach war", wie er schmunzelnd anmerkt) verloren und wenn er schnell vom Stuhl aufgestanden ist; nachts musste er wieder vier Mal aufstehen, um auf Toilette zu gehen und dabei verlor er bereits auf dem Weg dahin Urin.

Herr Hans hat sich darauf vorbereitet, dass er für die weiteren Untersuchungen erneut den Bauch- und Intimbereich entkleiden muss, doch die Aussicht auf Verbesserung seiner Beschwerden und das sehr professionelle (mit vielen ausführlichen Erklärungen und Ankündigung der einzelnen Diagnostikschritte) sowie empathische Auftreten der Ärztin erleichtern ihm den Umgang mit den Scham auslösenden Situationen.

Zuerst führt die Ärztin die *Sonografie* als empfohlenen Bestandteil der Erstabklärung einer Harninkontinenz zur Restharnkontrolle nach Auslassversuch durch, zudem bietet diese Untersuchung die Möglichkeit, die oberen Harnwege zu beurteilen [18]. Dafür legt sich Herr Hans erneut auf die Untersuchungsliege.

Im Anschluss möchte die Ärztin eine diagnostische *Urethro-Zystoskopie* durchführen, um diese Problematik abzuklären. Für diesen ambulanten Eingriff hatte sie ihm beim gestrigen Termin ein Informations- und Aufklärungsschreiben mitgegeben.

Damit konnte sich Herr Hans auf den Eingriff vorbereiten. Die Ärztin erläutert ihm vorab nochmals die einzelnen Schritte. So nimmt er mit unbekleidetem Unterbauch- und Intimbereich auf einem urologischen Untersuchungsstuhl Platz. Zunächst leitet die Urologin eine Lokalanästhesie ein, indem sie ein Gleitgel mit Betäubungsmittel in die Harnröhre einbringt. Für die Blasenspiegelung führt sie nach Reinigung der Harn-röhrenöffnung und Wirken des Betäubungsmittels das Zystoskop vorsichtig unter Spülung mit sterilem Kochsalzwasser in die Harnröhre ein. Die Harnblase füllt sich mit dem sterilen Kochsalzwasser, so dass sich die Schleimhäute entfalten und gut einsehbar sind und damit die Blase, der Blasenhals sowie die prostatische Harnröhre beurteilt werden können. Anschließend erfolgt die Prüfung der Funktionsfähigkeit des Sphinkters externus: dafür zieht die Ärztin den Schafft des Zystoskops vor den Sphinkter und fordert Herrn Hans auf, unter dem Wasserstrahl zu husten bzw. den Schließmuskel zusammenzukneifen. Nach Beendigung der Untersuchung zieht die Ärztin das Zystoskop unter Sicht aus der Harnröhre. Sie deckt den Intimbereich des Herrn Hans mit einem sauberen Tuch ab, so dass sich dieser noch einige Minuten vom Eingriff erholen kann, bevor er sich wieder ankleidet.

Die Ärztin trägt alle Untersuchungsergebnisse in einem tabellarischen ärztlichen Befundbericht (siehe Tab. 3.8) zusammen, um diesen neben ihren Ergänzungen im ICF-Erfassungsblatt (siehe Tab. 3.9) in der Fallkonferenz dem interprofessionellen Team vorzustellen:

Tab. 3.8: Ärztlicher Befundbericht.

Zustand nach Radikaler Prostatektomie	
Blutbild/Labor	Blutwerte (Blutbild, harnpflichtige Substanzen, C-reaktives Protein) zeigen keine Pathologika PSA-Wert liegt bei < 0,01 ng/ml nach Radikaler Prostatektomie, Nierenfunktion sowie Blutbild sind unauffällig
Urinbefund	Nitrit ist negativ, keine Erythrozyten, keine Leukozyten
Sonografie	keine Harnstauungsnieren beiderseits, Harnblase ist leer nach Miktion, kein Restharn
Zystoskopie	unauffällige penile sowie prostatische Harnröhre, keine Vernarbung, keine Rötung, kein Tumor, keine Blasenhalsvernarbung oder -striktur, Sphinkter-funktion ist teilintakt. Es findet sich eine kurze Sphinkterstrecke mit einer Auf-hebung der radiären Fältelung bei 11 Uhr und abgeblasste Narbenzone. Unter manueller Anspannung nach Aufforderung hier insuffizienter Sphinkterschluss. Kleine Harnblase, leicht trabekuliert, keine Tumore, Steine oder Divertikel, Ostien der Harnblase beiderseits unauffällig; stark gerötete Blasenschleim-haut, an der Blasenhinterwand befindet sich ein Harnblasenkathetermarker
Provokationstest (zystoskopisch)	Nach Auffüllen der Harnblase im Anschluss der Zystoskopie Urinabgang im Strahl bei Husten und Pressen

Nach Abschluss der Diagnostik teilt die Urologin Herrn Hans den vorläufigen Befund mit. Zunächst berichtet sie, dass sich bei den erhobenen Blutwerten keine Auffälligkeiten zeigen. Das prostata-spezifische Antigen (PSA) als relevanter Bestandteil des Therapie-Monitorings liegt mit < 0,01 ng/l im nicht nachweisbaren Bereich.[9] Nach den erfolgten Untersuchungen ergibt sich die Diagnose einer Mischinkontinenz aus Belastungsinkontinenz bei teilintaktem Sphinkter externus sowie eine Dranginkontinenz (überaktive Blase nass) aufgrund einer hypersensitiven, hypokapazitiven Blase nach einliegendem Dauerkatheter. Zudem zeigt sich neben dem kleinen Blasenvolumen eine stark gereizte Blasenschleimhaut aufgrund des lang liegenden Harnblasenkatheters – darunter entwickelte die Harnblase dauerhafte Kontraktionen, die den neben dem transurethralen Katheter austretenden Urin verursachen können.

Aus ärztlicher Perspektive kommt mit einer medikamentösen Behandlung zunächst eine konservative Therapie zur Anwendung. Zudem empfiehlt sie intensives Beckenbodentraining sowie Blasentraining, da dies die Funktionsfähigkeit des teilintakten externen Sphinkters stärkt und das Fassungsvermögen der Blase erhöhen wird. Dafür verweist die Ärztin auf die Physiotherapie im Kontinenzzentrum. Sie versichert Herrn Hans, dass sich nach Abschluss aller diagnostischen Schritte das gesamte Team des Kontinenzzentrums zusammensetzt und einen optimalen Therapieplan für ihn erstellt.

Diese Zusage beruhigt Herrn Hans, er fühlt sich gut aufgehoben, da sich so viele Expertinnen und Experten seinen Fall ansehen.

Mit Hilfe des ICF-Erfassungsblattes (siehe Tab. 3.9) können auf Grundlage der ärztlichen Anamnese weitere anamnestisch relevante Faktoren in grün festgehalten und für alle beteiligten Gesundheitsfachpersonen zugänglich gemacht werden.

---

9 Der PSA-Wert ist relevanter Bestandteil der Nachsorge und für das Therapie-Monitoring bedeutsam. Die Diagnostik eines Rezidivs erfolgt primär durch den Nachweis eines PSA-Anstiegs [104]. Weiterführende Informationen finden sich z. B. in der „Interdisziplinären Leitlinie der Qualität S3 zur Früherkennung, Diagnose und Therapie der verschiedenen Stadien des Prostatakarzinoms" [104].

Tab. 3.9: Fortführung der Dokumentation mit dem ICF-Erfassungsblatt, mit ärztlichen Ergänzungen.

| Anamnestische Daten, Diagnosen, Medikation | **Gesundheitsstörung: Harninkontinenz**
Z. n. Retropubische Radikale Prostatektomie (vor zwei Jahren)

Historie:
Starker Harndrang insbesondere nachts mit ungewollten Entleerungen, teils Harnverlust auf dem Weg zur Toilette und beim Geräusch von laufendem Wasser seit mehreren Jahren. Nach Retropubischer Radikaler Prostatektomie zusätzlich Harnverlust beim Niesen, Husten und Lachen immer, manchmal beim Heben schwerer Gegenstände und Aufstehen von einem Stuhl.
Aktuell Dauerkatheter und tröpfchenweise Harnverlust aus Harnröhre neben dem Katheter
Häufige Toilettengänge tagsüber als Kind bis etwa 12 Jahre, Familienhäufig in der männlichen Linie seitens des Vaters.

Verdachtsdiagnose nach ICD-10:
Mischinkontinenz aus N39.3 Belastungsinkontinenz (Grad I–II) und N39.42 Dranginkontinenz (überaktive Blase nass)

Nebendiagnosen nach ICD-10:
E66.0 Adipositas Grad I (BMI 30 kg/m^2), I10.00 Essentielle (primäre) Hypertonie, M10.00 Gicht, M41.2 Skoliose
Pflegediagnose nach NANDA I: Machtlosigkeit (mäßig)

Bisherige Medikation:
Duloxetin 2 × 40 mg off label, Verapamil 160 mg, Triamteren 50 mg, Hydrochlorothiazid 25 mg, Enalapril 5 mg, Allopurinol 300 mg und ASS 100 mg. | | |

| Perspektive des Patienten | **Körperstruktur**
Harnblase (–)
Blasenmuskel (–) | **Körperfunktion**
Urinverlust beim Husten, Niesen oder Lachen und Heben sowie Aufstehen (–)
Vermehrter Harndrang (–)
Mehrere peinliche Situationen erlebt (–)
Normale Stuhlausscheidung (+)
Maximal belastet (–)
lehnt invasive Eingriffe massiv ab (–) | **Aktivität und Partizipation**
Sucht nach Wegen, seine Inkontinenz zu verbessern (+)
Aktives Mitglied einer Selbsthilfegruppe (+)
Teilnahme an einer Informationsveranstaltung des Kontinenzzentrums (+)
Rat bei der Referentin gesucht (+)
ist motiviert (+)
Anmeldeprozedere erfragt (+)
Multiprofessioneller Therapieansatz (+)
Harnverlustereignisse in der Öffentlichkeit (–)
Kompliziertes „Sicherungssystem" für Bewegen in der Öffentlichkeit (±) |

Tab. 3.9: (fortgesetzt).

	Körperstruktur	Körperfunktion	Aktivität und Partizipation
Perspektive des Patienten			Vorsichtsmaßnahme Kontinenz-hosen unterwegs (±) Kosten durch Kauf der Hilfs-mittel (–) Kann nicht mehr mit seiner Frau (intim) zusammen sein (–) Geht seinen Aktivitäten nicht mehr nach (Schwimmen, Fitness) (–)
	Körperstruktur	**Körperfunktion**	**Aktivität und Partizipation**
Perspektive der Gesundheitsfachpersonen Pflege Arzt/Ärztin Physiotherapeutin Psychologin	Keine erkenn-baren körper-lichen Verände-rungen (+) Harnblase (–) Sphinkter (–)	Selbständig in allen Aktivitäten des täglichen Lebens (ATL) (+) Harnverlust beim Husten, Niesen oder Lachen und Heben sowie Aufstehen (–) Vermehrter Harndrang (–) Adipositas (–) Gute Gehfähigkeit (+) Bewegungsfähigkeit und Finger-fertigkeit – trotz Gicht (+) Hautpflege im Intimbereich (+) Gute Regenerationsfähigkeit der Haut im Intimbereich (+) Scham (–) Maximale emotionale Belastung, großer Leidensdruck (–) Unsicherheit, Angst (–) Machtlosigkeit (–) Unabhängig kompensierte Harn-inkontinenz (±) Harnentleerung auf der Toilette aufgrund des Dauerkatheters nicht möglich (–) Kontinenzfördernde Maßnahmen aufgrund des Dauerkatheters nicht möglich (–) Kein Harninfekt (+) Kein Restharn (–) Erektionsfähigkeit (+) Fehlende Spermaausschüttung (–) Gicht (–) Skoliose (–) Hypertonie (–) Aversion gegenüber stationärer Behandlung aufgrund negativer Vorerfahrungen (–)	Hilfesuche für Inkontinenz (+) Informationsveranstaltung des Kontinenzzentrums besucht (+) Beratung Referentin gesucht (+) Inkontinenzepisoden in der Öffentlichkeit (–) Aufwändiger Gebrauch von Hygieneartikeln (±) Ersatzkontinenzhosen in der Öffentlichkeit (±) Hobby lesen (+) Hobbys wie Fahrradfahren, Schwimmen, Sauna, Fitness-sport komplett eingestellt (–) Eingeschränkte Freizeit-aktivitäten mit der Ehefrau (–) Alltagsgestaltung stark ein-geschränkt (–) Finanzielle Situation: Einkom-men/Rente (±) Keine Ausübung von Ge-schlechtsverkehr oder anderen intimen Handlungen aus Angst vor Urinabgang (–)

Tab. 3.9: (fortgesetzt).

	Personbezogene Faktoren	Umweltfaktoren
Kontextfaktoren	68 Jahre alt (0)	Selbsthilfegruppe für Inkontinenz (+)
	Aus Berlin (Großstadt), ehemals Maurer und Taxifahrer (0)	Referentin des Vortrags (+)
		Kontinenzzentrum mit Kassenzulassung (+)
	Nichtraucher (+)	Multiprofessionelles Behandlungsteam (+)
	Mäßiger Alkoholkonsum (–)	Patienteninformationsbroschüre (+)
	Keine Allergien (+)	Bisherige Befunde nutzen (+)
		Rentenversorgung (+)
		Gesetzliche Krankenkassenversicherung (+)
		Valide Fragebögen und international anerkannte Scores (+)
		Dauerkatheter (±)
		Kontinenzhosen mit persönlicher inadäquater Adaptation (±)
		Ersatzkontinenzhosen für unterwegs (+)
		Männlicher bekannter Apotheker für Kontinenzhosen (+)
		Gummiunterlagen für die Nacht (±)
		Ehefrau in 2. Ehe mit Sohn (+)
		2-Zimmerwohnung in Berlin (+)
		Modernisiertes Badezimmer (+)
		Soziales Umfeld (Schwager, Schwägerin und Schwester) (+)
		Kompliziertes System bei Aktivitäten außer Haus mittels Dauerkatheter und Kontinenzhosen mit „Hosenträgern" (±)
		Finanzielle Belastung durch Kontinenzhilfsmittel (–)
		Zuzahlungen zu Hilfsmitteln könnten finanziert werden (+)

Legende: (+) = Ressourcen, förderliche Faktoren, (–) = Probleme, Barrieren, (±) = positive und negative Aspekte, (0) = neutral. Rote Schrift: Informationen, die durch die Pflegefachfrau ermittelt wurden, grüne Schrift: Informationen die durch die Ärztin/den Arzt ermittelt wurden.

3.4.3 Physiotherapeutische Perspektive

Zum ersten Termin bei der Physiotherapeutin kommt Herr Hans mit gemischten Gefühlen: einerseits ist er sehr verunsichert ob der Dinge, die ihn erwarten; andererseits ist er hoffnungsvoll, er hat sich nach den beiden Terminen mit der Pflegefachfrau und der Ärztin vorgenommen, allen Untersuchungen, Tests und Therapien offen zu begegnen. Zudem hat Herr Hans nun auch die ersten Tage ohne Dauerkatheter hinter sich, die im Wesentlichen von Verunsicherung, aber auch Verärgerung über seine Situation geprägt waren; seine Ehefrau hat ihn jedoch bestärkt, durchzuhalten, was

Herrn Hans sehr hilft. Sie war es auch, die darauf geachtet hat, dass ihr Ehemann das Miktionstagebuch gewissenhaft ausfüllt.

Nach einer freundlichen Begrüßung und der Bitte, dass Frau Hans im Wartebereich Platz nimmt, erläutert die Physiotherapeutin Herrn Hans zunächst, was sie für den heutigen Termin geplant hat. Da sie in Vorbereitung auf den Termin das ICF-Erfassungsblatt des Patienten sowie die Akte mit den Befunden gesichtet hat, weiß sie, dass der Patient seit einer Woche ohne Dauerkatheter ist, und fragt, wie es ihm ergangen ist. Auch nimmt sie das Miktionsprotokoll entgegen, erstellt eine Kopie und teilt ihm mit, dass sie das Protokoll im Team bei der Besprechung einbringen wird.

Nach dem einleitenden Gespräch beginnt die Physiotherapeutin mit dem Basis-Assessment, das eine Verhaltensanalyse, Haltungsanalyse, allgemeine Bewegungstests und das Erfassen der Funktion der relevanten Muskulatur umfasst.

Zur Erfassung der krankheitsspezifischen Situation greift die Physiotherapeutin auf die bereits erfolgte pflegerische und ärztliche Anamneseerhebung, die im ICF-Erfassungsblatt dokumentiert sind, zurück. Sie fasst die so bekannten Aspekte noch einmal zusammen und fragt Herrn Hans, ob er neben den bereits berichteten Erfahrungen der letzten Tage ohne Katheter, Ergänzungen oder Fragen hat. Herr Hans verneint dies in diesem Moment.

In Bezug auf die Inkontinenzbeschwerden stellt die Physiotherapeutin Fragen zur Blasenentleerungsqualität wie z. B. Startschwierigkeiten, Strahlunterbrechungen, Miktion mit Bauchpresse, Ausdrücken der Blase, Nachtröpfeln und zum Restharngefühl – sie weiß aus der Patientenakte, dass nach dem Auslassversuch kein Restharn festgestellt wurde.

Herr Hans berichtet, dass er bei der Blasenentleerung steht und mit erhöhtem intraabdominalem Druck durch Pressatmung bei der Miktion nachhilft. Die Physiotherapeutin rät Herrn Hans jedoch davon ab, bei der Urinausscheidung zu pressen, da sich die Blase sonst konditioniert und eine Entleerung ohne Nachpressen nicht mehr möglich wird. Sie übt mit ihm eine entspannte Sitzhaltung für die Entleerung ein, bei der der Oberkörper leicht nach vorn gebeugt wird und die Füße auf eine niedrige Fußbank oder Hocker gestellt werden. Weiter zeigt sie ihm mobilisierende Bewegungen mit dem Becken (Flexion, Extension, Lateralflexion und Rotation), um die Entspannungs- und Wahrnehmungsfähigkeit der Miktion zu verbessern. Die Frage, ob Herr Hans beim Wasserlassen oder zu einem anderen Zeitpunkt Schmerzen im Unterbauch hat, verneint er.

Die empfohlene Sitzposition kann sich Herr Hans nur für zu Hause vorstellen; unterwegs seien ihm die Toiletten jedoch nicht sauber genug und überhaupt schwer zu finden. Die Physiotherapeutin empfiehlt ihm bei längeren Ausflügen Desinfektionsmittel und Abdeckungen für Toilettensitze mit sich zu führen. Auch händigt sie ihm einen Stadtplan aus, auf dem die öffentlichen Toiletten in seiner Stadt eingezeichnet sind (Toiletten-Guide).

Bei der allgemeinen funktionellen Untersuchung der Haltung und der Beweglichkeit fällt die hypomobile Lendenwirbelsäule, insbesondere mit Einschränkung der Flexionsfähigkeit bei abdominalem Übergewicht auf.

Zum *Erfassen einer Beckenbodendysfunktion* werden von der spezialisierten Physiotherapeutin im Kontinenzzentrum manuelle Tests des Beckenbodens und der Sphinktermuskulatur in Bezug auf die Kontraktions- und Relaxationsfähigkeit sowie Reflexaktivität bei Husten und bei einer Provokation des Bulbocavernosusreflexes eingesetzt (z. B. [21]). Als Ausgangsstellungen bieten sich die Rücken- und Seitenlage an, bei Palpationen (auch Selbstpalpationen) sind funktionelle Ausgangsstellungen wie Sitzen, Stehen oder Knien empfehlenswert, da sich in diesen Positionen häufig ein anderes Bild ergeben kann.

Die Beurteilung der Kontraktionsfähigkeit des Beckenbodens erfolgt mit einer Palpation am Damm, medial des Tubers ossis ischii oder vaginal bzw. anal (hierbei mit Schutzhandschuh und Gleitgel). Die beste Evidenz besteht, wenn die betroffene Person angeleitet wird, den Beckenboden sechs Sekunden mit der Vorstellung anzuspannen, Wind zurückzuhalten. Weitere Instruktionen sind möglich, wie z. B. sich vorzustellen, Harn zurückzuhalten. Ebenfalls häufig verwendet wird die Instruktion, Harnröhre und After zu schließen und nach innen hochzuziehen.

Die Physiotherapeutin möchte nun die Beckenbodenmuskulatur von Herrn Hans auf ihre Funktionalität hin überprüfen und einen ersten Statusbefund erheben, der gleichzeitig auch für eine spätere Evaluation als Ausgangssituation genutzt werden kann. Voraussetzung dafür ist – wie bereits erwähnt – eine Untersuchung des Genitalbereichs, bei der die Beckenbodenmuskulatur am Damm und anorektal palpiert wird. Die Physiotherapeutin erklärt Herrn Hans nun den Ablauf der Untersuchung und bittet ihn, ihr dafür schriftlich sein Einverständnis zu erklären [110]. Herr Hans unterschreibt ein entsprechendes Formular und begibt sich sodann in eine Umkleidekabine, um sich seine Hose und Unterhose auszuziehen.

Die Physiotherapeutin bittet Herrn Hans sich auf die Untersuchungsliege zu legen und sich in Seitenlage zu positionieren. Sie lagert ihn mit angewinkelten Beinen und legt ihm ein Kissen zwischen die Knie und Unterschenkel. Sie zieht sich für die weitere Untersuchung Handschuhe an. Sie berührt Herrn Hans mit einem Finger am Damm und fordert ihn auf, den Beckenboden anzuspannen. Die Kontraktion der Beckenbodenmuskulatur ist als kleines Zucken spürbar. Die Physiotherapeutin übt nun mit dem palpierenden Finger einen leichten Druck auf den Damm aus, um die Vorstellungskraft und die Wahrnehmung des Patienten zu verbessern. Nach einigen Versuchen spannt Herr Hans korrekt an, bei stärkerer Beckenbodenaktivität jedoch hält er die Luft an und der Beckenboden senkt sich gegen den palpierenden Finger der Therapeutin. Nun führt die Physiotherapeutin einen Hustentest durch und fordert den Patienten auf, kräftig zu husten. Der Beckenboden von Herrn Hans reagiert korrekt: zunächst mit einer leichten Senkung und dann rasch mit einer leichten Hebung. Hierbei verliert Herr Hans einige Tropfen Harn. Die Therapeutin fordert Herrn Hans auf, sich selbst zu palpieren. Wegen dem störenden Bauchumfang ist es ihm jedoch

Tab. 3.10: Bewertung der Anspannungsfähigkeit des M. sphinkter ani externus bei analer Palpation, bzw. am Damm (modifiziert nach [109]).

Definition	Beurteilung	Grad
keine	keine Muskelkontraktion	0
Zittern	Muskelzittern	1
schwach	schwache Spannung ohne Bewegung	2
mäßig	mäßige Spannung mit leichter Kranialbewegung	3
gut	gute Spannung gegen Widerstand	4
stark	starke Spannung gegen starken Widerstand	5
sehr stark	sehr starke Spannung mit starkem Quetschdruck auf den Finger	6

nicht möglich, die Beckenbodenaktivität an der Peniswurzel zu erspüren. Die anale Untersuchung der rektalen Schließmuskulatur wird von der Therapeutin mit Grad 2, also schwach beurteilt (siehe Tab. 3.10).

Zur genaueren Kontrolle der Aktivierbarkeit und Entspannungsfähigkeit der Beckenbodenmuskulatur setzt die Physiotherapeutin ein Elektromyogramm (EMG)-Gerät ein. Die anale Elektrode wird mit einem Gleitgel eingeführt und liegt beschwerdefrei im Enddarm. Die maximale Anspannungsfähigkeit liegt bei Herrn Hans bei 42 µV, die Entspannungsfähigkeit bei 23 µV, was bedeutet, dass eine eher hohe Spannung bei der Aktivität vorliegt und die Entspannungsfähigkeit deutlich reduziert ist. Bei der Kontraktion fällt auf, dass Herr Hans bei etwa 40 % der Maximalkraft die Luft anhält und der Pressvorgang erneut ersichtlich ist. Demzufolge gibt die Therapeutin die Anweisung, stets mit einer normalen (nicht verstärkten) Ausatmung anzuspannen und mit der Einatmung zu entspannen, damit sich der Druck im Bauchraum nicht auf die Blase und den Beckenboden übertragen kann. Deshalb sollte bis zum nächsten Behandlungstermin nur bis 40 % der Maximalkraft geübt werden. Beim Hustentest sieht die Therapeutin im EMG eine Steigerung der Aktivität auf 35 % der Maximalkraft, was für den Kontinenzerhalt nicht ausreicht. Abb. 3.3 zeigt den Anspannungsversuch von 70 % bis 80 % der Maximalkraft an. Die blaue Linie zeigt in Echtzeit die Anzahl der um die Elektrode liegenden rekrutierten Muskelfasern.

Da Herr Hans in Bezug auf das Einwärtsbewegen des Beckenbodens, also Heben in Richtung des Bauchraumes, immer noch unsicher ist, führt sie eine perineale Ultraschalluntersuchung durch, so dass Herr Hans das Heben seines Beckenbodens selbst beobachten kann. Hier kann er sehen, dass sich der Beckenboden nicht wie gewünscht hebt, sondern senkt, wenn er zu intensiv anspannt und presst. Ähnlich wie bei der EMG-Untersuchung zeigt sich, dass sich der Beckenboden bei etwa 40 % der maximalen Aktivität senkt, statt sich weiter nach kranial zu heben. Durch die Ultraschallkontrolle kann sich Herr Hans nun besser vorstellen, was die Physiotherapeutin meint, wenn sie von „nach innen hochziehen" und „40-% Anspannung" spricht.

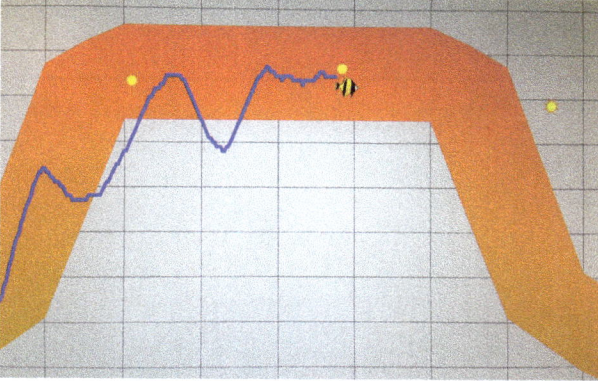

Abb. 3.3: EMG-Messung und Trainingskontrolle.

Bei der Beurteilung der korrekten Beckenbodenaktivität wird neben der Kraft auch die Qualität beurteilt. Eine fehlerhafte Kontraktion ist durch Pressen mit Kaudalsenkung des Beckenbodens verbunden und wirkt kontraproduktiv. Auch ist bei Männern häufig, bei Frauen gelegentlich, eine Hypertonie mit mangelhafter Entspannungsfähigkeit anzutreffen. Es ist insbesondere darauf zu achten, dass der M. gluteus maximus und die Mm. adductores entspannt bleiben, während der Beckenboden aktiviert wird. Irreführende Instruktionen wie „ein 5-Euro-Stück in der Gesäßfalte festhalten" sind zu vermeiden; ebenfalls ist es nicht empfehlenswert, den Harnstrahl beim Harnlassen zu unterbrechen. Da ein Gewöhnungseffekt eintreten könnte, kann dieses falsche Training dazu führen, dass die Harnentleerung automatisiert mit Unterbrechungen erfolgt (Harnstottern). Neben dem unangenehmen Harnstottern besteht zudem die Gefahr von Restharnbildung, die die Tendenz zu Harninfektionen erhöhen kann, was wiederum die Blasenschleimhaut belastet und die Drangsymptomatik erhöht.

Im Anschluss an die erste Therapiesitzung ergänzt die Physiotherapeutin ihre Befunde in violett im ICF-Erfassungsblatt (siehe Tab. 3.11).

Herr Hans verlässt das physiotherapeutische Behandlungszimmer und geht ins Wartezimmer zu seiner Ehefrau. Frau Hans fragt neugierig, wie es ihm bei der Physiotherapeutin ergangen ist. Herr Hans sagt jedoch nichts, er muss das Erlebte erst einmal verarbeiten. Er ist erschöpft, beeindruckt und erwartungsvoll.

Tab. 3.11: Fortführung der Dokumentation mit dem ICF-Erfassungsblatt, mit physiotherapeutischen Ergänzungen.

Anamnestische Daten, Diagnosen, Medikation	
	Gesundheitsstörung: Harninkontinenz Z. n. Retropubische Radikale Prostatektomie (vor zwei Jahren) Historie: Starker Harndrang insbesondere nachts mit ungewollten Entleerungen, teils Harnverlust auf dem Weg zur Toilette und beim Geräusch von laufendem Wasser seit mehreren Jahren. Nach Retropubischer Radikaler Prostatektomie zusätzlich Harnverlust beim Niesen, Husten und Lachen immer, manchmal beim Heben schwerer Gegenstände und Aufstehen von einem Stuhl. Aktuell Dauerkatheter und tröpfchenweise Harnverlust aus Harnröhre neben dem Katheter Häufige Toilettengänge tagsüber als Kind bis etwa 12 Jahre, Familienhäufig in der männlichen Linie seitens des Vaters. Verdachtsdiagnose nach ICD-10: Mischinkontinenz aus N39.3 Belastungsinkontinenz und N39.42 Dranginkontinenz (überaktive Blase nass) Nebendiagnosen nach ICD-10: E66.0 Adipositas Grad I (BMI 30 kg/m^2), I10.00 Essentielle (primäre) Hypertonie, M10.00 Gicht, M41.2 Skoliose Pflegediagnose nach NANDA I: Machtlosigkeit (mäßig) Bisherige Medikation: Duloxetin 2 × 40 mg off label, Verapamil 160 mg, Triamteren 50 mg, Hydrochlorothiazid 25 mg, Enalapril 5 mg, Allopurinol 300 mg und ASS 100 mg.

Perspektive des Patienten		
Körperstruktur	**Körperfunktion**	**Aktivität und Partizipation**
Harnblase (–) Blasenmuskel (–)	Harnverlust beim Husten, Niesen oder Lachen und Heben sowie Aufstehen (–) Vermehrter Harndrang (–) Mehrere peinliche Situationen erlebt (–) Normale Stuhlausscheidung (+) Maximal belastet (–) lehnt invasive Eingriffe massiv ab (–) Stehende Harnentleerung bevorzugt (–) Beckenbodenübungen unbekannt (–)	Sucht nach Wegen, seine Inkontinenz zu verbessern (+) Aktives Mitglied einer Selbsthilfegruppe (+) Teilnahme an einer Informationsveranstaltung des Kontinenzzentrums (+) Rat bei der Referentin gesucht (+) ist motiviert (+) Anmeldeprozedere erfragt (+) Multiprofessioneller Therapieansatz (+) Harnverlustereignisse in der Öffentlichkeit (–) Kompliziertes „Sicherungssystem" für Bewegen in der Öffentlichkeit (±)

Tab. 3.11: (fortgesetzt).

	Körperstruktur	Körperfunktion	Aktivität und Partizipation
Perspektive des Patienten			Vorsichtsmaßnahme Kontinenzhosen unterwegs (±) Kosten durch Kauf der Hilfsmittel (−) Kann nicht mehr mit seiner Frau (intim) zusammen sein (−) Geht seinen Aktivitäten nicht mehr nach (Schwimmen, Fitness) (−)
	Körperstruktur	**Körperfunktion**	**Aktivität und Partizipation**
Perspektive der Gesundheitsfachpersonen · **Pflege** · **Arzt/Ärztin** · **Physiotherapeutin** · **Psychologin**	Keine erkennbaren körperlichen Veränderungen (+) Harnblase (−) Sphinkter (−) Beckenbodenmuskulatur (−) Lendenwirbelsäule (−)	Selbständig in allen Aktivitäten des täglichen Lebens (ATL) (+) Harnverlust beim Husten, Niesen oder Lachen und Heben sowie Aufstehen (−) Vermehrter Harndrang (−) Adipositas (−) Gute Gehfähigkeit (+) Bewegungsfähigkeit und Fingerfertigkeit – trotz Gicht (+) Hautpflege im Intimbereich (+) Gute Regenerationsfähigkeit der Haut im Intimbereich (+) Scham (−) Maximale emotionale Belastung, großer Leidensdruck (−) Unsicherheit, Angst (−) Machtlosigkeit (−) Unabhängig kompensierte Harninkontinenz (±) Harnentleerung auf der Toilette aufgrund des Dauerkatheters nicht möglich (−) Kontinenzfördernde Maßnahmen aufgrund des Dauerkatheters nicht möglich (−) Kein Harninfekt (+) Kein Restharn (−) Erektionsfähigkeit (+) Fehlende Spermaausschüttung (−) Gicht (−) Skoliose (−) Hypertonie (−) Aversion gegenüber stationärer Behandlung aufgrund negativer Vorerfahrungen (−)	Hilfesuche für Inkontinenz (+) Informationsveranstaltung des Kontinenzzentrums besucht (+) Beratung Referentin gesucht (+) Inkontinenzepisoden in der Öffentlichkeit (−) Aufwändiger Gebrauch von Hygieneartikeln (±) Ersatzkontinenzhosen in der Öffentlichkeit (±) Hobby lesen (+) Hobbys wie Fahrradfahren, Schwimmen, Sauna, Fitnesssport komplett eingestellt (−) Eingeschränkte Freizeitaktivitäten mit der Ehefrau (−) Alltagsgestaltung stark eingeschränkt (−) Finanzielle Situation: Einkommen/Rente (±) Keine Ausübung von Geschlechtsverkehr oder anderen intimen Handlungen aus Angst vor Urinabgang (−)

Tab. 3.11: (fortgesetzt).

Perspektive der Gesundheitsfachpersonen — Pflege, Arzt/Ärztin, Physiotherapeutin, Psychologin	Körperstruktur	Körperfunktion	Aktivität und Partizipation
		Unfunktionelle Harnentleerung mit Pressatmung (–)	
		Stehende Harnentleerung (–)	
		Hypomobilität der Lendenwirbelsäule (–)	
		Verminderte Ansteuerbarkeit und Relaxationsfähigkeit des Beckenbodens (–)	
		Bei Beckenbodenaktivierung erfolgt nach 40 % der Maximalkraft Pressatmung und eine Senkung des Beckenbodens (–)	

Kontextfaktoren	Personbezogene Faktoren	Umweltfaktoren
	68 Jahre alt (0)	Selbsthilfegruppe für Inkontinenz (+)
	Aus Berlin (Großstadt), ehemals Maurer und Taxifahrer (0)	Referentin des Vortrags (+)
	Nichtraucher (+)	Kontinenzzentrum mit Kassenzulassung (+)
	Mäßiger Alkoholkonsum (–)	Multiprofessionelles Behandlungsteam (+)
	Keine Allergien (+)	Patienteninformationsbroschüre (+)
		Bisherige Befunde nutzen (+)
		Rentenversorgung (+)
		Gesetzliche Krankenkassenversicherung (+)
		Valide Fragebögen und international anerkannte Scores (+)
		Dauerkatheter (±)
		Kontinenzhosen mit persönlicher inadäquater Adaptation (±)
		Ersatzkontinenzhosen für unterwegs (+)
		Männlicher bekannter Apotheke für Kontinenzhosen (+)
		Gummiunterlagen für die Nacht (±)
		Ehefrau in 2. Ehe mit Sohn (+)
		2-Zimmerwohnung in Berlin (+)
		Modernisiertes Badezimmer (+)
		Soziales Umfeld (Schwager, Schwägerin und Schwester) (+)
		Kompliziertes System bei Aktivitäten außer Haus mittels Dauerkatheter und Kontinenzhosen mit „Hosenträgern" (±)
		Finanzielle Belastung durch Kontinenzhilfsmittel (–)
		Zuzahlungen zu Hilfsmitteln könnten finanziert werden (+)

Tab. 3.11: (fortgesetzt).

	Personbezogene Faktoren	Umweltfaktoren
Kontextfaktoren		Unsaubere und zu wenige öffentliche Toiletten (–)
		Toilettenaufsätze und Desinfektionsmittel (+)
		Toiletten-Guide (+)

Legende: (+) = Ressourcen, förderliche Faktoren, (–) = Probleme, Barrieren, (±) = positive und negative Aspekte, (0) = neutral. Rote Schrift: Informationen, die durch die Pflegefachfrau ermittelt wurden, grüne Schrift: Informationen die durch die Ärztin/ den Arzt ermittelt wurden. Violette Schrift: Informationen, die von der Physiotherapeutin ermittelt wurden.

3.4.4 Psychologische Perspektive

Im Anschluss an die Untersuchung bei der Physiotherapeutin findet die Evaluation bei der Psychologin statt. Herr Hans, der keinerlei psychotherapeutische Vorerfahrung hat, ist stark verunsichert und fragte sich schon seit mehreren Tagen, was in diesem Gespräch auf ihn zukommen könnte. Er informierte sich im Vorfeld bei einem sich in Psychotherapie befindenden Bekannten. Dieser motivierte ihn zur Inanspruchnahme des Gesprächs, welches Herr Hans „zur Sicherheit" gemeinsam mit seiner Ehefrau wahrnehmen wollte.

Die Psychologin begrüßt das Paar und bittet Herrn Hans zunächst allein ins Sprechzimmer, betont aber, dass bei Bedarf die Ehefrau mit hinzugerufen werden kann. Sie entscheidet sich dafür, da sie ausschließen möchte, dass Herr Hans durch die Anwesenheit seiner Frau in seinen Gedanken oder Aussagen ggf. beeinflusst wird. Herr Hans stimmt zu.

Aus dem ICF-Erfassungsblatt weiß die Psychologin bereits, dass der Patient aufgrund seiner Harninkontinenz unter belastenden Emotionen wie Scham, Angst und Unsicherheit leidet und Einschränkungen im Sozialleben, insbesondere auf der partnerschaftlichen, intimen Ebene, beklagt. Ferner lehnt er stationäre Behandlungen und operative Eingriffe ab.

Sie klärt den im Kontakt anfänglich unsicher und fragend wirkenden Patienten über Inhalt, Ablauf und zeitlichen Umfang des Gespräches (50 Minuten) auf: Es gehe darum herauszufinden, wie Herr Hans mit seiner Harninkontinenz lebe und umgehe und ob es bestimmte Belastungen auf psychischer und sozialer Ebene gebe. Es solle dann gemeinsam mit ihm beraten werden, ob und wie er gegebenenfalls psychotherapeutisch unterstützt werden könne. Durch diese Informationen zeigt sich Herr Hans erleichtert und offener. Er räumt gleich zu Beginn ein, dass er von der ärztlichen und physiotherapeutischen Untersuchung im Kontinenzzentrum positiv überrascht gewesen sei, da dies bislang seine Erfahrungen mit Medizinern in Bezug auf seine Inkontinenz ins Gegenteil verkehrte. So habe er in der Vergangenheit Anamnesen und Untersuchungen als grenzüberschreitend erlebt, gerade während der Zeit im Krankenhaus (Prostatektomie) hätten Gespräche (oft im Rahmen der Visite auch in großen Runden mit jungen Studentinnen und Praktikantinnen) bei offener Tür und/ oder im Beisein von Mitpatienten oder Angehörigen (der Mitpatienten) stattgefunden, was ihm stets unangenehm gewesen sei. Besonders eine Situation sei ihm dabei in Erinnerung geblieben, als er während einer Visite über seine Beschwerden postoperativ berichtete und dabei ein „junger Arzt oder Praktikant und eine junge Pflegerin, die mehr am Rande der Traube standen" erst über ihn getuschelt und dann (vermeintlich) über ihn gelacht hatten. Seitdem versucht er, Arztbesuche und/oder Eingriffe zu vermeiden und generell wenig bis gar nicht über seine Erkrankung zu sprechen. Im Verlauf des Gespräches spürt die Psychologin an weiteren Stellen das Schamerleben des Patienten, insbesondere wenn Herr Hans die Erkrankung selbst oder den Umgang mit ihr umschreibt (z. B. Verwendung von „die Sache" für den Verlust von Urin).

Diagnostische Erhebung der mit Harninkontinenz verbundenen psycho-sozialen Belastungen

Mit *Scham und Sich-Schämen* wird die Reaktion zum Erleben des Versagthabens, Bloßgestelltseins sowie dem Ehrverlust beschrieben [111]. Scham entsteht nach Wurmser [112] aus der Spannung zwischen dem, was erwartet wird, und dem, was man selbst an sich beobachtet, also aufgrund der erlebten Diskrepanz zwischen aktuellem Selbst (Real-Selbst) und Selbstbild (Ideal-Selbst).

Durch das empathische Vorgehen der Psychologin, z. B. Sicherstellung des ungestörten Ablaufes des Gespräches (keine Unterbrechungen durch Besucher oder Telefonklingeln), durch das aktive Zuhören, das validierende Aufgreifen des Schamgefühls und der gleichzeitig direkten und konkreten Verwendung der Begrifflichkeiten (Enttabuisierung), erleichtert sie dem Patienten das weitere freie Berichten über die krankheitsbedingten Belastungen und Einschränkungen.

Herr Hans erzählt, dass er zu Beginn seiner Erkrankung (als die Versorgung noch mit „Windeln" stattfand), aber auch später (mit Dauerkatheter) unter Inkontinenzereignissen in der Öffentlichkeit gelitten habe. Diese hätten zum Erleben von Scham geführt („War mir total peinlich."). Herr Hans leidet in der Folge – so vermutet die Psychologin – auch unter Schamangst im Sinne der Erwartungsangst.

Schamangst [112] wird dann empfunden, wenn Gefahr der Beschämung in Form von Zurückweisung, Bloßstellung oder Demütigung droht. Schamangst gründet auf der Erfahrung bereits gemachter Hilflosigkeit oder sie ist als Antwort auf eine Erniedrigung zu verstehen.

Die Schamangst führt dazu, dass Betroffene schweigen, statt über Inkontinenz, z. B. im privaten oder beruflichen Kontext zu sprechen, auch wenn dies den Alltag sehr erschwert (siehe hierzu auch die Befragungen analinkontinenter Frauen [113]). Herr Hans nutzt – wie die Psychologin weiß – die Möglichkeit des Austausches in einer Selbsthilfegruppe, worin sie ihn auch bestärkt. Mit Ausnahme seiner Ehefrau, seines Schwagers und seiner Schwägerin, wissen Freunde und Bekannte oder auch seine Schwester und sein Stiefsohn (obwohl zum engsten sozialen Netzwerk gehörend) jedoch nicht von seiner Erkrankung.

Das Schweigen der Betroffenen gegenüber z. B. Angehörigen und das Nicht-Ansprechen bei entsprechenden Hinweisen bzw. routinemäßig seitens des medizinischen Personals („Doppelte Sprachlosigkeit", [114]) führt zu einem Ausbleiben der Möglichkeit der emotionalen Entlastung, Meidung sozialer Aktivitäten und einer fehlenden oder unzureichenden Behandlung der Erkrankung. Herr Hans erläuterte bereits am Anfang des Gespräches, dass er zwar insgesamt mehrere Ärzte aufgesucht habe, aber nur zu Beginn (im ersten halben Jahr) seiner Erkrankung und dass vor allem auf Anraten bzw. Drängen seiner Frau. Ohne diese Motivationshilfe wäre er – wie er sagt – aufgrund seiner negativen Krankenhauserfahrung vermutlich nicht gegangen.

Die Schamangst führt bei Betroffenen zudem zur Anwendung verschiedener, teils zeitintensiver Vorsichtsmaßnahmen. Herr Hans – so weiß die Psychologin aus dem ICF-Erfassungsblatt – sicherte sich in der Vergangenheit mehrfach ab (Dauerkatheter, Kontinenzhosen, mehrere Unterhosen sowie selbst gebastelte Hosenträger am Tage; zusätzlich Gummiunterlagen, weitere Tücher und Bettlaken nachts). Nun erstmals wieder ohne Dauerkatheter zu sein, verunsichert ihn massiv. Er räumt ein, dass er in den letzten Tagen, in denen er sich fast ausschließlich zu Hause aufgehalten habe, einige Male überlegt habe, die Behandlung abzubrechen. Er habe sich aber dagegen entschieden, da er eben großes Vertrauen in das Behandlungsteam entwickelt habe und wieder angefangen habe, auf Besserung zu hoffen. An dieser Stelle weint der Patient, die Psychologin hält einen Moment inne und validiert die Kombination seiner Gefühle aus Traurigkeit, Verzweiflung und Hoffnung. Herr Hans kann weitersprechen und sagt, dass auch dieses Mal seine Frau – wie bereits in der Vergangenheit schon öfter – ihn darin bestärkt habe, sich auf die Empfehlungen einzulassen. Seine Ehefrau – so berichtet er dann leicht errötend – sei manchmal ärgerlich auf ihn, vor allem morgens, da er sehr viel länger als sie im Bad benötige, um seine Körperpflege zu betreiben und seine Sicherheitsvorkehrungen zu treffen. Das täte ihm auch leid, aber er könne nicht anders.

Einschränkungen sozialer Beziehungen und/oder Aktivitäten sind bei inkontinenten Personen häufig [1]. Bei Herrn Hans hat die Diagnose Harninkontinenz, obwohl er subjektiv versucht habe „so weiterzuleben wie vorher", dazu geführt, dass vor der Erkrankung ausgeübte Aktivitäten wie z. B. Fahrradfahren, Schwimmen, Saunieren oder der Besuch des Fitnessstudios, eingestellt wurden. Das Fitnessstudio habe er immer gemeinsam mit seiner Frau aufgesucht. Diese Aktivität zu zweit finde seit der Erkrankung nicht mehr statt, eine alternative Betätigung als Paar sei nicht etabliert worden. Die Psychologin fragt den Patienten, ob es auch Veränderungen im Bereich der Intimität und Sexualität gebe, was der Patient mit einem Kopfnicken bestätigt. Er sagt, dass das Paar seit seiner Erkrankung „nicht mehr so zusammen" sei. Die Psychologin bittet den Patienten genauer zu beschreiben, was er damit meint. Herr Hans sagt, dass aufgrund des Vorhandenseins des Dauerkatheters Geschlechtsverkehr nicht mehr praktiziert werden kann, dass aber auch andere körperliche Intimitäten mit Ausnahme einer kurzen Umarmung oder eines „Küsschens" nicht mehr stattfänden, obwohl es theoretisch möglich wäre und sich Frau Hans dies sehr wünsche. Die Psychologin fragt weiter nach, warum er keine intimen Handlungen zulasse. Herr Hans antwortet, dass der Hauptgrund die Sorge sei, dass sich der Dauerkatheter löse und er Urin verliere. Zudem komme es ja auch vor, merkt er an, dass Urin trotz des Katheters verloren geht. Auch das möchte er in einer intimen Situation auf keinen Fall erleben. Auf die Frage der Psychologin was daran so schlimm wäre, antwortet er: „Ich möchte einfach nicht, dass meine Frau das erlebt. Was soll sie dann über mich denken?". Die Psychologin fasst weiter nach und fragt Herrn Hans, was seine Frau denn denken könnte? Herr Hans schweigt zunächst und antwortet dann mit gesenktem Blick: „Vielleicht, dass ich nicht mehr attraktiv bin."

Herr Hans ist darüber traurig, sah aber in der Vergangenheit keine Lösungsmöglichkeit. Negative Auswirkungen auf die Zufriedenheit mit der Partnerschaft insgesamt, auch bei Frau Hans, sind zu vermuten (siehe auch [115,116]).

Aufgrund der in Folge der Inkontinenz auftretenden sozialen Einschränkungen und Veränderung (intimer) Beziehungen, der Schamangst sowie anderer, mit dem Schamaffekt einhergehender Emotionen wie Schuld, Ekel, Angst oder Wut und Ärger kommt es zur Erhöhung von *psychischem Stress* [117]. Dieser wie auch das Vorhandensein weiterer somatischer Komorbiditäten (Multimorbidität im Alter) – im Fall von Herrn Hans (für die Psychologin anhand des ICF-Erfassungsblattes ersichtlich) Adipositas, Hypertonie und Gicht (die ihrerseits ebenfalls das Stresserleben beeinflussen) – können insgesamt zu einer Abnahme der Lebensqualität der Betroffenen führen (z. B. [118,119]).

Wut und Ärger über den erlittenen Kontrollverlust [1] erlebt auch Herr Hans, diese lasse er jedoch dann bei ganz anderen Themen raus, wie er anmerkt, z. B. wenn er Nachrichtensendungen im Fernsehen schaue („Da lasse ich dann Dampf ab.").

Chronisches Stresserleben kann bei objektiv und subjektiv fehlenden (oder wegbrechenden) Ressourcen und ungünstigen Coping-Mechanismen zur Entwicklung von psychischen Erkrankungen führen.

Harninkontinente weisen im Vergleich mit kontinenten Personen häufiger *psychische Komorbiditäten* auf, wie z. B. Angststörungen oder depressive Störungen [120,121]. Zudem zeigt sich ein Gender-Effekt zu Ungunsten der harninkontinenten Männer [120]. Wichtig zu konstatieren hierbei ist, dass es sich nicht nur um subklinische Symptome handelt, sondern um manifeste Störungen, die eine Indikation für eine psychiatrische und/oder psychotherapeutische Behandlung stellen. Für den Bereich der Angststörungen können dies sein: Panikstörung, Agoraphobie, Soziale Phobie, Zwangsstörung ([121] vgl. auch [122]).

Für die Psychologin ergeben sich aus dem klinischen Eindruck Hinweise auf das Vorliegen zweier psychischer Störungen, welche sie unter Einsatz des strukturierten Interviews zur Diagnostik psychischer Störungen (SKID-I-Interview, [123]) überprüft.

Sie diagnostiziert bei Herrn Hans nach ICD-10 [124] eine soziale Phobie, also die Furcht vor prüfender (negativer) Betrachtung durch andere Menschen, die zu Vermeidung sozialer Situationen führt (im Fall von Herrn Hans insbesondere intime Handlungen mit seiner Ehefrau sowie ggf. notwendige ärztliche diagnostische und therapeutische Maßnahmen). Zudem erfüllt Herr Hans die Kriterien für das Vorliegen einer Anpassungsstörung mit längerer depressiver Reaktion. Hierbei handelt es sich um einen leicht depressiven Zustand als Reaktion auf eine länger anhaltende Belastungssituation, der aber nicht länger als zwei Jahre dauert [124]. Beide Störungsbilder werden dem Patienten ausführlich erläutert.

An dieser Stelle fragt die Psychologin Herrn Hans, wie er für sich eine erfolgreiche Behandlung seiner Harninkontinenz definieren würde bzw. was er sich am meisten von der Behandlung im Kontinenzzentrum wünscht. Mit der Frage zielt die Psychologin auf die individuellen (persönlich bedeutsamen) Ziele des Patienten ab.

Psychotherapeutische Behandlungsziele und -optionen

Die *Behandlungsziele* des Patienten können von den Zielen der Behandelnden und des sozialen Umfelds abweichen. So werden nach Heim und Kollegen [125] aus ärztlicher Sicht meist somatische Verlaufskriterien wie somatische Beschwerden, eine optimale Kooperation im Sinne der Compliance, das Ertragen belastender Eingriffe und die Anpassung an die Regeln des Behandlungssettings als Effektivitätskriterien anerkannt. Aus Sicht des sozialen Umfeldes ist es die „soziale" Anpassung, die den Erfolg der Bewältigung ausmacht. Für den Patienten sind somatische Verlaufskriterien (somatische Beschwerden), unmittelbar auftretende Affekte (z. B. Wut, Trauer) und die Qualität des Ereignisausgangs sowie Kriterien des subjektiven psychischen Wohlbefindens, welches sich in Affekten und psychischen Symptomen (z. B. Angst, Depression) sowie der Lebensqualität (z. B. gesundheitsbezogene Lebensqualität mit den Bereichen körperliche Beschwerden, psychische Einschränkungen, soziale Beschränkungen und Funktionseinschränkungen im Alltag [126,127]) niederschlägt, entscheidend (vgl. [125]).

Auch wenn man die Perspektive der Betroffenen heranzieht (z. B. die gesundheitsbezogene Lebensqualität) – ein Konstrukt welches in den letzten Jahren glücklicherweise in vielen medizinischen Fachbereichen Einzug gehalten hat – muss kritisch hinterfragt werden, ob diese Kriterien tatsächlich den individuellen (persönlich bedeutsamen) Zielen der Betroffenen gerecht werden. Aldwin und Revenson [128] grenzen bewusst „coping effectiveness" von „coping efficacy" ab. Während die Autoren unter „coping effectiveness" den Zusammenhang zwischen Krankheitsverarbeitung und verschiedenen Outcome-Kriterien, wie z. B. körperliches und psychisches Wohlbefinden verstehen, stellt sich bei „coping efficacy" die Frage, ob die Verarbeitungsbemühungen hinsichtlich der individuellen Ziele der Betroffen in bestimmten Situationen hilfreich waren [128]. Letztere Herangehensweise lässt allerdings keine direkten interindividuellen Vergleiche zu.

Die Frage nach seinen individuellen Behandlungszielen beantwortet Herr Hans mit dem Wunsch nach intimen Handlungen mit seiner Frau, insbesondere würde er gerne wieder Geschlechtsverkehr haben. Zudem wünscht er sich eine Zunahme seiner sozialen Aktivitäten, er will wieder seinen Hobbys nachgehen, wieder mehr Sport machen, am liebsten wieder in die Sauna seines Fitnessstudios gehen und das gemeinsam mit seiner Frau. Er habe kürzlich von einem Nachbarn erfahren, dass sein Fitnessstudio nun auch ein Schwimmbad hat („Stellen Sie sich mal vor, 25m-Bahnen!"). Darin zu schwimmen – „das wärs". Er möchte ferner „weniger Angst haben, weniger gereizt sein und einfach insgesamt besser drauf sein" und „nicht ständig mit seiner Erkrankung zu tun haben".

Der Patient fragt zugleich, ob es überhaupt realistisch sei, jemals wieder mit seiner Frau intim sein zu können oder schwimmen zu gehen. Auch könne er sich nicht vorstellen, die Ängste jemals loszuwerden. Zu sehr seien die permanenten Sorgen mittlerweile Teil seines Lebens.

Die Psychologin zeigt sich zuversichtlich. Sie benennt die Indikation für eine ambulante Psychotherapie mit verhaltenstherapeutischem Ansatz und spricht Herrn Hans eine entsprechende Empfehlung aus.

Möglich ist die Behandlung im Einzel- oder Gruppensetting (wahrscheinlich in einem Umfang von 24 Stunden, was einer Kurzzeittherapie entspricht). Herr Hans zeigt sich offen dafür, präferiert aber eine Behandlung im Einzelsetting.

Eine *Psychotherapie* bei Erwachsenen darf nur von psychologischen oder ärztlichen Psychotherapeuten, die über den entsprechenden Ausbildungshintergrund verfügen, durchgeführt werden.

Sie klärt Herrn Hans (gesetzlich versichert) über die Zugangswege auf, benennt mögliche Kontakte wohnortnah und verweist zusätzlich auf die regionale Terminservicestelle (TSS) der Kassenärztlichen Vereinigung (KV) hin, so dass gesichert ist, dass er innerhalb von vier Wochen einen Termin für das Erstgespräch im Rahmen der psychotherapeutischen Sprechstunde erhält und dann auch zeitnah mit der Therapie beginnen kann. Herr Hans sagt, dass er mit der Kontaktaufnahme in den nächsten Tagen beginnen werde.

Chelvanayagam und Stern [129] berichten positive Effekte hinsichtlich sozialer Funktionsfähigkeit bei Frauen mit Analinkontinenz bei Konsultation psychoedukativer störungsspezifischer Gruppen ($1 \times$/Monat über die Dauer von 8 Monaten, Inhalte: u. a. Aufklärung über Erkrankung, Hilfesuche und Behandlung, Verfügbarkeit und Zugang zu Toiletten, psychologische Aspekte).

Detaillierte Untersuchungen, ob bzw. auf welchem Wege sich inkontinente Personen in psychotherapeutische oder psychiatrische Behandlung begeben und wie die spezifischen Barrieren gestaltet sind, existieren bislang nicht [120,130].

In Hinblick auf das Alter ist bereits bekannt, dass ältere Menschen psychotherapeutisch massiv unterversorgt sind (s. relevante Studien in [131]). Ungünstige Rahmenbedingungen (z. B. Mangel an freien Therapieplätzen), Unwissen und Vorurteile sowohl auf Seiten der älteren Patienten als auch bei Überweisern und Psychotherapeuten selbst, sind dafür verantwortlich [131].

Merke: Harninkontinente weisen im Vergleich mit kontinenten Personen häufiger psychische Komorbiditäten auf. Ältere Menschen sind psychotherapeutisch unterversorgt.

Im Anschluss an das diagnostische Gespräch mit Herrn Hans ergänzt die Psychologin in blau ihre Befunde im ICF-Erfassungsblatt (siehe Tab. 3.12).

Damit haben alle Akteurinnen im Kontinenzzentrum ihre fachspezifischen Befunde in das ICF-Erfassungsblatt eingetragen (siehe Tab. 3.12). In dieser Form wird es bei der Fallbesprechung von Herrn Hans in der Fallkonferenz zugrunde gelegt.

Tab. 3.12: Fortführung der Dokumentation mit dem ICF-Erfassungsblatt, mit psychologischen Ergänzungen.

Anamnestische Daten, Diagnosen, Medikation	**Gesundheitsstörung: Harninkontinenz** Z. n. Retropubische Radikale Prostatektomie (vor zwei Jahren) Historie: Starker Harndrang insbesondere nachts mit ungewollten Entleerungen, teils Harnverlust auf dem Weg zur Toilette und beim Geräusch von laufendem Wasser seit mehreren Jahren. Nach Retropubischer Radikaler Prostatektomie zusätzlich Harnverlust beim Niesen, Husten und Lachen immer, manchmal beim Heben schwerer Gegenstände und Aufstehen von einem Stuhl. Aktuell Dauerkatheter und tröpfchenweise Harnverlust aus Harnröhre neben dem Katheter Häufige Toilettengänge tagsüber als Kind bis etwa 12 Jahre, Familienhäufig in der männlichen Linie seitens des Vaters. Keine psychischen Erkrankungen in der Vorgeschichte. Verdachtsdiagnose nach ICD-10: Mischinkontinenz aus N39.3 Belastungsinkontinenz und N39.42 Dranginkontinenz (überaktive Blase nass) Nebendiagnosen nach ICD-10: E66.0 Adipositas Grad I (BMI 30 kg/m^2), I10.00 Essentielle (primäre) Hypertonie, M10.00 Gicht, M41.2 Skoliose F40.1 Soziale Phobie, F43.21 Anpassungsstörung mit längerer depressiver Reaktion Pflegediagnose nach NANDA I: Machtlosigkeit (mäßig) Bisherige Medikation: Duloxetin 2 × 40 mg off label, Verapamil 160 mg, Triamteren 50 mg, Hydrochlorothiazid 25 mg, Enalapril 5 mg, Allopurinol 300 mg und ASS 100 mg.

Tab. 3.12: (fortgesetzt).

	Körperstruktur	Körperfunktion	Aktivität und Partizipation
Perspektive des Patienten	Harnblase (–) Blasenmuskel (–)	Harnverlust beim Husten, Niesen oder Lachen und Heben sowie Aufstehen (–) Vermehrter Harndrang (–) Mehrere peinliche Situationen erlebt (–) Normale Stuhlausscheidung (+) Maximal belastet (–) lehnt invasive Eingriffe massiv ab (–) Stehende Harnentleerung bevorzugt (–) Beckenbodenübungen unbekannt (–)	Sucht nach Wegen, seine Inkontinenz zu verbessern (+) Aktives Mitglied einer Selbsthilfegruppe (+) Teilnahme an einer Informationsveranstaltung des Kontinenzzentrums (+) Rat bei der Referentin gesucht (+) ist motiviert (+) Anmeldeprozedere erfragt (+) Multiprofessioneller Therapieansatz (+) Harnverlustereignisse in der Öffentlichkeit (–) Kompliziertes „Sicherungssystem" für Bewegen in der Öffentlichkeit (±) Vorsichtsmaßnahme Kontinenzhosen unterwegs (±) Kosten durch Kauf der Hilfsmittel (–) Kann nicht mehr mit seiner Frau (intim) zusammen sein (–) Geht seinen Aktivitäten nicht mehr nach (Schwimmen, Fitness) (–)
Perspektive der Gesundheitsfachpersonen **Pflege** **Arzt/Ärztin** **Physiotherapeutin** **Psychologin**	Keine erkennbaren körperlichen Veränderungen (+) Harnblase (–) Sphinkter (–) Beckenbodenmuskulatur (–) Lendenwirbelsäule (–)	Selbständig in allen Aktivitäten des täglichen Lebens (ATL) (+) Harnverlust beim Husten, Niesen oder Lachen und Heben sowie Aufstehen (–) Vermehrter Harndrang (–) Adipositas (–) Gute Gehfähigkeit (+) Bewegungsfähigkeit und Fingerfertigkeit – trotz Gicht (+) Hautpflege im Intimbereich (+) Gute Regenerationsfähigkeit der Haut im Intimbereich (+) Scham (–) Maximale emotionale Belastung, großer Leidensdruck (–) Unsicherheit, Angst (–) Machtlosigkeit (–) Unabhängig kompensierte Harninkontinenz (±)	Hilfesuche für Inkontinenz (+) Informationsveranstaltung des Kontinenzzentrums besucht (+) Beratung Referentin gesucht (+) Inkontinenzepisoden in der Öffentlichkeit (–) Aufwändiger Gebrauch von Hygieneartikeln (±) Ersatzkontinenzhosen in der Öffentlichkeit (±) Hobby lesen (+) Hobbys wie Fahrradfahren, Schwimmen, Sauna, Fitnesssport komplett eingestellt (–) Eingeschränkte Freizeitaktivitäten mit der Ehefrau (–) Alltagsgestaltung stark eingeschränkt (–) Finanzielle Situation: Einkommen/ Rente (±)

Tab. 3.12: (fortgesetzt).

	Körperstruktur	Körperfunktion	Aktivität und Partizipation
Perspektive der Gesundheitsfachpersonen — Pflege — Arzt/Ärztin — Physiotherapeutin — Psychologin		Harnentleerung auf der Toilette aufgrund des Dauerkatheters nicht möglich (−) Kontinenzfördernde Maßnahmen aufgrund des Dauerkatheters nicht möglich (−) Kein Harninfekt (+) Kein Restharn (−) Erektionsfähigkeit (+) Fehlende Spermaausschüttung (−) Gicht (−) Skoliose (−) Hypertonie (−) Aversion gegenüber stationärer Behandlung aufgrund negativer Vorerfahrungen (−) Unfunktionelle Harnentleerung mit Pressatmung (−) Stehende Harnentleerung (−) Hypomobilität der Lendenwirbelsäule (−) Verminderte Ansteuerbarkeit und Relaxationsfähigkeit des Beckenbodens (−) Bei Beckenbodenaktivierung erfolgt nach 40 % der Maximalkraft Pressatmung und eine Senkung des Beckenbodens (−) Gedrückte Stimmung (−) Schamangst (−) Übermäßig ausgeprägte Angst vor negativer Bewertung Dritter (−) Verschweigen (−) Stresserleben (−) Wut (−) Keine erkennbaren kognitiven Einschränkungen (z. B. Gedächtnis, Konzentration) (+)	Keine Ausübung von Geschlechtsverkehr oder anderen intimen Handlungen aus Angst vor Urinabgang (−) Aufwändige Körperpflege (−) Ausgeprägtes Meidungsverhalten (sozialer Situationen) (−) Ausbleiben der Entwicklung alternativer gemeinsamer Erlebnisse mit Ehefrau (−) Wahrgenommene emotionale Unterstützung seitens der Ehefrau (+) Kommunikation mit Schwager und Schwägerin über Inkontinenz möglich (+) Offenheit für Neues, Interesse an Informationen und Wissen (+) Zeit (+)

Tab. 3.12: (fortgesetzt).

Kontextfaktoren	Personbezogene Faktoren	Umweltfaktoren
	68 Jahre alt (0)	Selbsthilfegruppe für Inkontinenz (+)
	Aus Berlin (Großstadt), ehemals	Referentin des Vortrags (+)
	Maurer und Taxifahrer (0)	Kontinenzzentrum mit Kassenzulassung (+)
	Nichtraucher (+)	Multiprofessionelles Behandlungsteam (+)
	Mäßiger Alkoholkonsum (–)	Patienteninformationsbroschüre (+)
	Keine Allergien (+)	Bisherige Befunde nutzen (+)
		Rentenversorgung (+)
		Gesetzliche Krankenkassenversicherung (+)
		Valide Fragebögen und international anerkannte Scores (+)
		Dauerkatheter (±)
		Kontinenzhosen mit persönlicher inadäquater Adaptation (±)
		Ersatzkontinenzhosen für unterwegs (+)
		Männlicher bekannter Apotheke für Kontinenzhosen (+)
		Gummiunterlagen für die Nacht (±)
		Ehefrau in 2. Ehe mit Sohn (+)
		2-Zimmerwohnung in Berlin (+)
		Modernisiertes Badezimmer (+)
		Soziales Umfeld (Schwager, Schwägerin und Schwester) (+)
		Kompliziertes System bei Aktivitäten außer Haus mittels Dauerkatheter und Kontinenzhosen mit „Hosenträgern" (±)
		Finanzielle Belastung durch Kontinenzhilfsmittel (–)
		Zuzahlungen zu Hilfsmitteln könnten finanziert werden (+)
		Unsaubere und zu wenige öffentliche Toiletten (–)
		Toilettenaufsätze und Desinfektionsmittel (+)
		Toiletten-Guide (+)
		Regelmäßige finanzielle Situation (Rente) (+)
		Verzögerte Inanspruchnahme medizinischer Leistung (–)

Legende: (+) = Ressourcen, förderliche Faktoren, (–) = Probleme, Barrieren, (±) = positive und negative Aspekte, (0) = neutral. Rote Schrift: Informationen, die durch die Pflegefachfrau ermittelt wurden. Grüne Schrift: Informationen die durch die Ärztin/den Arzt ermittelt wurden. Violette Schrift: Informationen, die von der Physiotherapeutin ermittelt wurden. Blaue Schrift: Informationen, die von der Psychologin ermittelt wurden.

3.5 Die interprofessionelle Fallkonferenz

Mit Blick auf das im Kontinenzzentrum verankerte Verständnis interprofessioneller Zusammenarbeit (siehe Kap. 3.1) kommen wöchentlich alle beteiligten Gesundheitsfachpersonen, also das ärztliche und pflegerische Personal, die Physiotherapeuten sowie die Psychologen, zu einer Fallkonferenz zusammen und besprechen alle aktuellen Patientenfälle, so auch den Fall Herr Hans.

Die jeweiligen berufsgruppenspezifischen Ersteinschätzungen werden gemeinsam analysiert und bewertet, es werden Prioritäten und Versorgungsziele festgelegt. Das Ziel dieser Konferenzen ist, für die Patientinnen und Patienten einen interprofessionell abgestimmten Behandlungsplan zu entwickeln, der die individuelle Situation im Sinne eines bio-psycho-sozialen Gesundheitsverständnisses (vgl. Kap. 3.2) berücksichtigt. Sollte dies nicht möglich sein, da z. B. Diagnosen noch nicht endgültig festgelegt werden konnten, gilt es, Differenzialdiagnosen zu entwickeln und weitere diagnostische Verfahren abzustimmen.

Für die einzelnen Fallbesprechungen hat sich im Kontinenzzentrum folgender Ablauf bewährt:

Die Konferenzen beginnen mit einer Einführungsphase (*1. Phase*), in der ein Teammitglied die Patientensituation schildert, die wichtigsten Befunde und Erkenntnisse (zusammengestellt im ICF-Erfassungsblatt) vorstellt und in seinen Ausführungen von den anderen Teilnehmenden ergänzt wird.

Sobald alle Informationen vorliegen, beginnt die Analyse-Phase (*2. Phase*). Darin sollen nun Zusammenhänge und übergeordnete Probleme identifiziert werden. Im Kontinenzzentrum bedeutet dies eine intensive Auseinandersetzung und Bewertung mit allen vorliegenden Untersuchungsergebnissen und Daten der Miktionsprotokolle; diese Phase endet mit den Diagnosestellungen bzw. mit der Festlegung vorläufiger Diagnosen (*3. Phase*).

Die *4. Phase* dient der Festlegung des Behandlungsplans, zudem werden Verabredungen für das weitere Vorgehen getroffen und Verantwortlichkeiten festgelegt.

3.5.1 Einführungsphase

Im Kontinenzzentrum findet nun die Fallbesprechung zu Herrn Hans statt. Einleitend (*1. Phase*) fasst die Pflegefachkraft Herrn Hans Krankheitsgeschichte und die wichtigsten Befunde des Inkontinenz-Erfassungsblattes für alle Teilnehmenden wie folgt zusammen:
- Zustand nach Radikaler Prostatektomie
- unfreiwilliger Harnverlust beim Husten, Niesen oder Lachen, beim Heben und Tragen von schweren Dingen oder beim Aufstehen vom Stuhl
- vermehrter Harndrang
- Transurethraler Dauerkatheter lag seit einem Jahr und acht Monaten

- maximale emotionale Belastung nach Harnverlustereignissen in der Öffentlichkeit
- Aversion gegenüber stationären Behandlungen, operativen Eingriffen
- verwendet ein kompliziertes, aufwendiges „Sicherungssystem"
- eingeschränkte Freizeitaktivität
- bestehende Erektionsfähigkeit ohne Spermaausschüttung
- keine Sexualität mit Ehefrau

Darüber hinaus berichtet die Pflegefachkraft, dass Herr Hans, seitdem er mehrere unangenehme Inkontinenzerlebnisse in der Öffentlichkeit hatte, auf die Versorgung mit einem transurethralen Dauerkatheter gegenüber seinem Urologen bestanden habe. – An dieser Stelle zeigten sich alle Teammitglieder erstaunt darüber, dass über einen so langen Zeitraum die Versorgung mit dem Dauerkatheter stattgefunden hat; in den Gesprächen mit Herrn Hans wurde jedoch deutlich, dass dies auch auf sein Drängen hin erfolgt ist und die weiteren Abklärungen ausblieben.

Nach dem Termin bei der Urologin des Kontinenzzentrums habe Herr Hans dem Katheterauslassversuch eingewilligt – dies war unabdingbar, um weitere Untersuchungen sowie kontinenzfördernde Maßnahmen ergreifen zu können. Obwohl der Harnblasenkatheter über einen langen Zeitraum in der Blase lag, konnte Herr Hans nach der Entfernung des Katheters spontan Wasser lassen.

Hier übernimmt die Urologin den Bericht und legt dem Team ihre Befunde nach erfolgten diagnostischen Maßnahmen dar: Der Urinbefund sei unauffällig gewesen. Es gibt keinen klinischen Hinweis auf ein Prostatakarzinom-Rezidiv (PSA-Wert: < 0,01 ng/ml), die weiteren Laborbefunde sind ebenfalls unauffällig. Wie bereits erwähnt, zeigte sich nach dem Auslassversuch kein Restharn und kein Harnverhalt. Die Zystoskopie weist einen teilintakten Sphinkter externus sowie eine kleine, leicht trabekulierte Harnblase mit stark geröteter Blasenschleimhaut auf.

Nun ergreift die Pflegefachkraft wieder das Wort und berichtet, dass Herr Hans, seitdem er mit Inkontinenzvorlagen versorgt ist, sich mit diesen Hilfsmitteln nicht wohl fühle. Er hätte in der Vergangenheit bereits schlechte Erfahrungen mit Vorlagen gemacht und befürchte nun, dass trotz des Hilfsmittels Nässe austreten und sich auf der Kleidung abzeichnen könnte. Außerdem, so berichtet sie, hat sie ihm ein Miktionsprotokoll ausgehändigt und ihn im Umgang damit angeleitet.

Die Psychologin merkt kurz an, dass sich die Äußerungen von Herrn Hans auch im Rahmen seiner psychischen Diagnosen erklären ließen, überlässt aber zunächst der Physiotherapeutin das Wort:

Die Physiotherapeutin bestätigt an dieser Stelle, dass Herr Hans ihr das Protokoll übergeben hat. Des Weiteren fasst sie die wichtigsten Befunde ihrer Untersuchung zusammen, wonach bei Herrn Hans eine verminderte Anspannungs- aber auch Entspannungsfähigkeit des Beckenbodens vorliegt. Die Physiotherapeutin weist zudem darauf hin, dass durch das Übergewicht, insbesondere im abdominalen Bereich das Beckenbodentraining erschwert ist und eine Indikation zur Gewichtsreduktion in Höhe von mind. 15 kg besteht.

Die Physiotherapeutin stellt dar, dass sie bei Herrn Hans eine unfunktionelle Harnentleerung mit Pressatmung befundet hat sowie eine verminderte Ansteuerbarkeit und Relaxationsfähigkeit des Beckenbodens vorliegt. Zudem erwähnt sie eine Hypomobilität der Lendenwirbelsäule.

Dann ergreift die Psychologin das Wort und validiert die Äußerungen ihrer Kolleginnen, dass Herr Hans durch seine Inkontinenz psychisch hoch belastet ist und unter ausgeprägten Schamgefühlen leidet. Die Angst vor invasiven Eingriffen im Rahmen einer Operation oder Arztbesuchen generell sind – so erklärt sie – Symptome einer sozialen Angststörung, das heißt, dass Herr Hans nicht Angst vor Operationen an sich hat, sondern vor dem Umgang der Ärzte mit intimen Situationen im Rahmen von (invasiven) Behandlungen. In der Vergangenheit hat er entsprechende beschämende Situationen im medizinischen Kontext erlebt und als sehr negative Erfahrung abgespeichert. In der Folge entwickelte er eine Angst, die Krankheitswert hat. So führe die Angst vor etwaigen (in der Wahrnehmung des Patienten ausschließlich negativen) Bewertungen Dritter zu ausgeprägtem Meidungsverhalten, nicht nur im medizinischen Kontext, sondern im gesamten sozialen Bereich einschließlich seiner Partnerschaft (Verzicht von intimen Handlungen mit seiner Ehefrau). Aus diesem Grund hält die Psychologin die Behandlung der sozialen Angststörung für wichtig und indiziert. Die teils gedrückte Stimmung des Patienten, welche sich unter der Diagnose Anpassungsstörung mit längerer depressiver Reaktion subsummieren lässt, und unter der Herr Hans in etwa seit der Operation leide, ist u. a. Folge des Verzichts von fast allen (sozialen) Aktivitäten, die ihm präoperativ große Freude bereitet haben. Sie habe beide Diagnosen bereits mit Herrn Hans im Erstgespräch thematisiert.

3.5.2 Analysephase

Nachdem sich das Team gegenseitig auf den aktuellen Stand gebracht hat, beginnt die *2. Phase* der Fallbesprechung, in der das Team (a) Ursachen und Risikofaktoren der Inkontinenz identifiziert und (b) das Miktionsprotokoll auswertet.

(a) Die Ärztin weist zunächst auf die bereits präoperativ bestandene Drangsymptomatik hin. Als Ursache für die Belastungsinkontinenz nach Radikaler Prostatektomie benennt sie die Schädigung des Sphinkters. Nach der Operation wurde von den ärztlichen Kollegen eine Harninkontinenz Grad 1–2 diagnostiziert. Nach erfolgter Diagnostik benennt sie eine kleine, leicht trabekulierte Harnblase mit hypersensitiver und hypokapazitärer Harnblasenfunktion sowie eine stark gerötete Blasenschleimhaut aufgrund des lang liegenden Harnblasenkatheters als Ursachen für die Dranginkontinenz (überaktive Blase nass).

Als möglicher Risikofaktor für eine Harninkontinenz ist auch die Medikation der Patientinnen und Patienten zu berücksichtigen (siehe Kap. 2.4.1 und Tab. 2.4). Die Ärztin verweist diesbezüglich auf die PRISCUS-Liste, mit der erstmals für den deutschsprachigen Raum eine Liste potenziell inadäquater Medikamente für ältere Menschen erstellt worden ist [55]. Im bisherigen Medikationsplan von Herrn Hans könnte das Medikament zur Behandlung der Hypertonie auffallen – das Kombipräparat aus Verapamil (Kalziumantagonist) sowie Triamteren und Hydrochlorothiazid (Diuretika). Ein Zusammenhang zwischen Drangsymptomen und Einnahme eines solchen Präparats wird jedoch eher bei Schleifendiuretika (z. B. Furosemid) als wahrscheinlich angenommen [18]; beide Wirkstoffe (Triamteren und Hydrochlorothiazid) gehören nicht dieser Gruppe an und sind nicht in der PRISCUS-Liste geführt. Auch die Einnahme eines Kalziumantagonisten (Verapamil) kann sich ungünstig auf die Kontinenzsituation auswirken, da sie die Detrusorkontraktilität vermindern und so die Bildung von Restharn begünstigen; zudem können sie periphere Ödeme verursachen. Herr Hans erhält Verapamil im Kombipräparat. Verapamil wird in der PRISCUS-Liste nicht als bedenkliches Arzneimittel geführt, vielmehr als mögliche Therapie-Alternative [55]. Herr Hans hat seine Blase unter Medikation restharnfrei entleert.

Zudem könnte mit Blick auf die Medikationsliste von Herrn Hans die Einnahme von Enalapril, ein ACE-Hemmer, welches Herr Hans für seine Hypertonie einnimmt, die Kontinenzsituation ungünstig beeinflussen. Für die Gruppe der ACE-Hemmer wird Reizhusten als Nebenwirkung beschrieben, wodurch eine bestehende Belastungsinkontinenz indirekt verstärkt werden kann [42]. Herr Hans berichtete jedoch keinen Reizhusten, womit dieses Arzneimittel für ihn als nicht ungünstig bewertet werden kann.

Die Pflegefachkraft benennt starkes Übergewicht (Adipositas) und Kaffeegenuss als mögliche Risikofaktoren. Aus psychologischer Sicht liegen keine Risikofaktoren wie beispielsweise eine ausgeprägte depressive Störung vor. Die Psychologin kann aufgrund ihrer Anamnese und Diagnostik ausschließen, dass die bestehende depressive Anpassungssymptomatik sowie die soziale Phobie bereits vor der Inkontinenzsymptomatik bestanden habe, vielmehr sind beide Störungen Folge der Inkontinenz.

(b) Anhand des Miktionsprotokolls wird deutlich, dass Herr Hans zu viel trinkt. Empfohlen wird eine Trinkmenge von 30 ml pro kg Körpergewicht, also etwa 1500 bis 2000 ml täglich [132]. Insbesondere nachts trinkt Herr Hans größere Mengen, was die vermehrte Harnausscheidung in der Nacht erklärt. Hinzu kommt, so erläutert die Ärztin, dass bei alten und hochbetagten Menschen – anders als bei Erwachsenen im mittleren Alter – die Hauptflüssigkeitsmenge in der Nacht ausgeschieden wird [7]. Weiter wird im Protokoll ersichtlich, dass häufige und kleine Entleerungsmengen einhergehend mit Harndrang vorliegen (150–200 ml) – dies weist auf eine Detrusorhyperaktivität und ein sehr reduziertes Fassungsvolumen der Harnblase hin.

Inkontinenzereignisse, die mit körperlicher Aktivität oder Druckerhöhung einhergehen, sind ebenfalls aufgetreten, so erlitt Herr Hans beim Niesen und auch beim Husten einen Harnverlust von 60 ml bzw. 80 ml. Somit kann die im Entlassungsbrief beurteilte Belastungsinkontinenz Grad 1–2 anhand der aktuellen Befunde bestätigt werden. Auch ist im Miktionsprotokoll (siehe Tab. 3.13, Tab. 3.14) erkennbar, dass die Vorlagen häufig von Herrn Hans gewechselt wurden, obwohl die Menge an unfreiwilligem Harnverlust eher gering war; hier sollten die Gründe erfragt werden. Herr Hans

Tab. 3.13: Miktionsprotokoll zum Fall „Herr Hans".

Da-tum	Uhr-zeit	Getränk und Trinkmenge in ml	Entlee-rungs-menge in ml beim Toiletten-gang	Drang fehlend (f) normal (n) zwingend (z)	Harnverlust in ml oder falls nicht möglich geschätzt: klein (k) mittel (m) groß (g)	Wechsel der Hygiene-artikel klein (k) mittel (m) groß (g)	Eigenbeobachtungen und Medikamenten-einnahme
18.2.	6:00		200	Z	20	X (klein)	Weg zur Toilette
	7:10	100 (Kaffee)	175	N			
	8:15	250 (Tee)	50	N			Medikamente ein-genommen
	9:00	100 (Kaffee) 150 (Wasser)	175	F	60	X (klein)	Beim Niesen
	10:30	200 (Tee)	100	Z	20		Weg zur Toilette
	10:45	250 (Wasser)	50	N			
	11:30	200 (Tee)		F	50		Beim Tragen einer Einkaufstüte
	13:30	250 (Wasser)	150	N			
	14:00	200 (Wasser)	150	Z	20		Weg zur Toilette
	15:15		100	N			
	17:00	100 (Wasser)	150	N			
	18.00						Medikamente eingenommen
	19:15	100 (Tee)	150	Z	40		Weg zur Toilette
	22:00	100 (Kaffee)	50	F	80	X (klein)	Aufstehen vom Stuhl
	24:15	250 (Tee)	150	Z	100	X (klein)	(Weg zur Toilette)
	2:30	100 (Wasser)	150	Z	120	X (klein)	(Weg zur Toilette)
	4:00	200 (Wasser)	150	N		X (klein)	
	5:00	100 (Wasser)	200	Z	20		(Weg zur Toilette)
Gesamt		Einfuhr: 2650 ml	Tagsüber: 13 Gänge 1500 ml Nachts: 4 Gänge 650 ml		530 ml 10 Verluste davon 7 mit Drang	6 Wechsel	

Tab. 3.14: Auswertung des Miktionsprotokolls, das 3 Tage eingesetzt wurde.

Wert	Tag 1	Tag 2	Tag 3	Mittelwert/ Median
Trinkmenge in ml (MW)	2650	3250	2450	2783
Entleerungsmenge in ml (Median und range)	150 (50–200)	150 (50–250)	150 (50–200)	150 (50–250)
Entleerungen tagsüber	13	17	23	17,6
Entleerungen nachts	4	4	4	4
Harnverlust in Gramm	560	650	800	670
Wechsel der Hygieneartikel	6	8	10	8

gebraucht die Vorlagen unter Umständen unsachgemäß oder verwendet sie so häufig aufgrund seiner Angst, dass Urin sichtbar wird – dies wiederum kann im Rahmen seiner sozialen Angststörung eingeordnet werden. Grundsätzlich sollte er bezüglich anderer möglicher aufsaugender Hilfsmittel beraten werden.

Insgesamt ergibt sich das Bild einer Mischinkontinenz, wobei eine eher volle Blase (350 bis 500 ml wären normal) in Kombination mit Druckerhöhung im Bauchraum durch Heben zu Harnverlust führt bzw. auf dem Weg zur Toilette Harn verloren wird.

Nach Leitlinien-Empfehlungen [97] sollten die Daten des Miktionstagebuches in folgender Hinsicht analysiert werden:

a. Harnfrequenz tagsüber: Anzahl der Harnverluste am Tag (wache Stunden einschließlich der letzten Blasenentleerung vor dem Schlaf und erste Blasenentleerung nach dem Aufwachen und Aufstehen).

b. Nächtliche Häufigkeit (Nykturie): Der Schlaf wird durch die Notwendigkeit der Miktion unterbrochen. Jeder Harnentleerung geht Schlaf voraus und folgt ihm.

c. 24-Stunden-Frequenz: Gesamtzahl von Harnverlusten (tagsüber) und Episoden von Nykturie während a) angegebener 24-Stunden-Zeitraum.

d. 24-Stunden-Urinproduktion: Zusammenfassung aller in 24 Stunden entleerten Urinvolumina.

e. Maximales Blasenvolumen: Höchstes Volumen verzeichnet.

f. Durchschnittlich entleertes Volumen: Summe der Volumina geteilt durch die Anzahl der Entleerungen.

g. Median der funktionellen Blasenkapazität: Median Maximales Leervolumen bei alltäglichen Aktivitäten.

Darüber hinaus wird im Kontinenzzentrum auch der Umgang mit Inkontinenzprodukten analysiert. Am Beispiel von Herrn Hans ergibt sich nun folgendes Bild:

Alle Teammitglieder haben in ihren Anamnesegesprächen den hohen Leidensdruck und die ausgeprägte psycho-soziale Beeinträchtigung des Patienten wahrgenommen. Die psychologisch-diagnostische Einschätzung ergab das Vorliegen zweier behandlungswürdiger psychischer Störungen: 1. Soziale Phobie (Furcht vor prüfender Betrachtung durch andere Menschen, die zu Vermeidung sozialer Situationen führt), 2. Anpassungsstörung mit längerer depressiver Reaktion. Die Pflegefachkraft ergänzt, dass aus ihrer Sicht die Pflegediagnose nach NANDA I Machtlosigkeit (siehe dazu Kap. 3.7.2) den ICD-10-Diagnosen hinzugefügt werden kann.

3.5.3 Diagnoseformulierung

Mit der Diagnoseformulierung endet die 3. Phase. Zur Konkretisierung der Harninkontinenz legt das Team folgende ICD-10-Diagnosen fest: Mischinkontinenz aus N39.3 Belastungsinkontinenz und N39.42 Dranginkontinenz (überaktive Blase nass), Adipositas Grad I, F40.1 Soziale Phobie, F43.21 Anpassungsstörung mit längerer depressiver Reaktion. Des Weiteren übernimmt das Team die im Entlassungsbrief genannten Diagnosen I10.00 Essentielle (primäre) Hypertonie, M10.00 Gicht, M41.2 Skoliose.

Die Pflegediagnosen sind wichtiger Bestandteil einer ganzheitlichen Behandlung eines Gesundheitsproblems. Obgleich sie in Deutschland gegenüber den Leistungsträgern (Krankenkassen) nicht abgerechnet werden können, ist es im Kontinenzzentrum von Bedeutung, diese im Rahmen der Behandlung zu berücksichtigen. Somit wird auch diese Diagnose „Machtlosigkeit" in das ICF-Erfassungsblatt eingetragen.

3.5.4 Behandlungsplan

Aus der Analyse aller Befunde ergeben sich für die Urologin aufgrund der vorliegenden Mischinkontinenz zwei Therapiestränge: 1. Dranginkontinenz und 2. Belastungsinkontinenz.

Therapiestrang: Dranginkontinenz

Im Team besteht Konsens darüber, dass sich die Drangsymptomatik sicherlich erheblich reduzieren lassen wird. Hierfür kommen eine medikamentöse Therapie sowie Blasenmanagement und Beckenbodentraining mit Elektrostimulation in Betracht.

Die Urologin setzt eine anticholinerge Therapie an. Sie erläutert dem Team, dass Anticholinergika den Detrusortonus in der Blase senken und die Drangsymptome reduzieren [57,133]; mit der Reduktion der Detrusorkontraktilität besteht jedoch die Gefahr einer Restharnbildung. Daher sind bei Anticholinergika-Therapien Restharnkontrollen empfohlen – insbesondere bei älteren und alten Patientinnen und Patienten, bei denen die Detrusorkontraktilität (a) durch Begleitmedikation bzw. (b) durch degenerative Veränderungen der Blase beeinträchtigt sein kann [18]. Zudem betont sie, dass sie bei der Wahl des Wirkstoffs die anticholinergen Nebenwirkungen auf die Kognition der Patienten berücksichtigt. Sie entscheidet sich für Trospiumchlorid (quartäre Amoniumverbindungen), da für Anticholinergika aus der Gruppe der tertiären Amine (wie z. B. Oxybutynin, Darifenacin) ein hohes Risiko für Nebenwirkungen auf das zentrale Nervensystem angenommen wird (ausführlich dazu [133]).

Es ist empfohlen, die medikamentöse Therapie mit einem Blasentraining zu unterstützen, da mit einer regelmäßigen Miktion eine symptomatische Verbesserung erzielt werden kann. Ziel ist es, eine Miktion durchzuführen, bevor das Harnblasenvolumen eine autonome Kontraktion induziert.

Die Physiotherapeutin ergänzt, dass sie zunächst intensives Beckenbodentraining durchführen wird. Aber sie weist darauf hin, dass sie von einer Elektrostimulation vorerst absieht, da die Diagnostik gezeigt hat, dass Herr Hans in der Lage ist, seinen Beckenboden anzusteuern; gegebenenfalls würde sie ihr Therapiespektrum dahingehend erweitern.

Therapiestrang: Belastungsinkontinenz

Herr Hans nimmt seit zwei Jahren Duloxetin als Off-Label-Use zur medikamentösen Therapie seiner postoperativen Belastungsinkontinenz. Da jedoch unter dieser Medikation keine relevante Verbesserung verzeichnet werden konnte, setzt die Ärztin es ab. Auch bezüglich der Belastungsinkontinenz stellt intensives Beckenbodentraining mit oder ohne Biofeedback und Elektrostimulation einen wesentlichen Bestandteil der konservativen Behandlungsmöglichkeiten einer Belastungsinkontinenz nach Radikaler Prostatektomie dar, den es unbedingt auszuschöpfen gilt [57,76,104,134,135].

Wenn die konservativen Therapiemöglichkeiten keine Besserung der Kontinenzsituation des Patienten bewirken, stehen nach weiteren diagnostischen Untersuchungen (siehe [136]) unterschiedliche operative Verfahren zur Verfügung. Diese reichen von minimalinvasiv wie der paraurethralen Injektionsbehandlung mit Unterpolsterungssubstanzen, Schlingenplastiken bis hin zum artifiziellen Sphinktersystem. Jedoch gilt es bei der Wahl einer solchen Therapieoption unbedingt die kognitiven und physischen Ressourcen des Patienten einzubeziehen [18,57,136]. Bei Herrn Hans wäre die erfolgreiche Behandlung seiner sozialen Angststörung eine zusätzliche Voraussetzung dafür, dass ein derartiger operativer Eingriff überhaupt erst in Frage kommt.

Kompensation der Harninkontinenz

Als Versorgung zur Kompensation der Harninkontinenz empfehlen sich das Anpassen eines Kondomurinals und die Schulung des Patienten im Umgang mit diesem Hilfsmittel. Dabei kann Herrn Hans das Kondomurinal als passagere Versorgungsmöglichkeit vorgeschlagen werden sowie auch als definitive Endlösung, wenn er damit gut zurechtkommt und sich sein psychisches Wohlbefinden sowie seine Lebensqualität verbessern.

Alle Professionen haben Konsens darüber, dass Herr Hans für die angedachten Interventionen motiviert und kognitiv dazu auch in der Lage ist – die Psychologin sieht keinen Verdacht auf Vorliegen einer demenziellen Entwicklung.

Die Pflegefachkraft schätzt die Fingerfertigkeit als gegeben und betont seine Offenheit für Veränderungen. Die Physiotherapeutin bestätigt die Eindrücke der Pflegefachkraft zur Motivation des Patienten und zu seinen Fähigkeiten im Handling eines ableitenden Systems.

Das Team verabredet folgenden Behandlungsplan für Herrn Hans: Solange unwillkürliche Harnverluste auftreten, wird er mit Hilfsmitteln versorgt, die seinem Sicherungsempfinden entsprechen. Es ist davon auszugehen, dass diese mit Behandlung der sozialen Phobie von Herrn Hans auf ein adäquates Maß reduziert werden. Intime Handlungen und Freizeitaktivitäten sollen auch mit Hilfsmitteln wieder möglich sein. Die Pflegefachkraft soll ihm als zukünftige Versorgungsform und Alternative zum Katheter ein Kondomurinal vorschlagen und ihn im Umgang damit anleiten. Sie soll Herrn Hans zusätzlich zu unterschiedlichem aufsaugenden Inkontinenzmaterial beraten. Anträge bei der Kasse auf Kostenübernahme sollen gestellt werden. Die Pflegefachkraft soll Herrn Hans zu allgemeinen kontinenzfördernden Maßnahmen beraten und informieren. Er hat diesbezüglich erhebliche Wissensdefizite. Weiter soll die Pflegefachkraft mit Herrn Hans das Vorgehen für ein Toiletten- und Blasentraining festlegen. Dabei ist es wichtig, die Zeitintervalle zwischen den Toilettengängen auf vier Stunden tagsüber zu steigern. Nachts sollte Herr Hans nicht häufiger als ein- bis maximal zweimal seine Blase entleeren, damit er genügend Schlaf erfährt. Das Fassungsvolumen der Blase soll auf 300 ml in einem ersten Schritt und dann weiter auf 350 ml gesteigert werden. Die Pflegefachkraft soll Herrn Hans darüber hinaus Tipps geben, die es ihm ermöglichen, seinen Alltag mit der Inkontinenz zu leben und dennoch möglichst aktiv zu sein. Zur Therapiekontrolle soll Herr Hans einmal wöchentlich ein Miktionsprotokoll ausfüllen.

Zudem ist die Behandlung der seitens der Psychologin diagnostizierten sozialen Phobie und depressiven Anpassungssymptomatik im Rahmen einer ambulanten Psychotherapie mit verhaltenstherapeutischem Schwerpunkt indiziert. Die in der Fallkonferenz eingeschätzte Notwendigkeit einer Gewichtsreduktion in Höhe von mindestens 15 kg könnte psychologischen Unterstützungsbedarf bei der Etablierung einer regelmäßigen und kalorienbewussten Ernährung sowie der Steigerung des Bewegungsverhaltens ergeben. Dieser zusätzliche Behandlungsschwerpunkt legt die Empfehlung für die Inanspruchnahme einer Langzeittherapie mit einem Kontingent von 60 Stunden (anstelle von 24 Stunden – wie vor der Fallkonferenz – angedacht) nahe. Zudem ist es wichtig, frühzeitig die Ehefrau mit in die Behandlung einzubeziehen. Diese Neuerungen wird die Psychologin im zweiten, bereits mit Herrn Hans vereinbarten Termin (nach der Fallkonferenz) besprechen.

Am Ende der Fallbesprechung hat das Team gestützt von den identifizieren objektiven Ressourcen einen umfassenden Therapieplan für Herrn Hans (siehe Tab. 3.15) entwickelt.

Tab. 3.15: Interprofessioneller Therapieplan des Patienten Herrn Hans.

Ärztliche Intervention

Medikation:
– Trospiumchlorid 45 mg – augenärztliche Abklärung erforderlich
– Verapamil 160 mg, Triamteren 50 mg, Hydrochlorothiazid 25 mg, Enalapril 5 mg,
– Allopurinol 300 mg
– ASS 100 mg
Verordnungen:
– Verordnung von Hilfsmitteln (Inkontinenzprodukte und Kondomurinal)
– Verordnung von Heilmitteln (Physiotherapie)
Ambulante Restharnkontrolle nach acht Wochen

Pflegerische Intervention

– Pflegeanleitung zu allgemeinen Maßnahmen der Kontinenzförderung
– Anleitung zum Blasentraining und zum Führen eines Miktionsprotokolls
– Pflegeanleitung zum Umgang mit Hilfsmitteln (aufsaugende Produkte und Kondomurinal)
– Hilfestellung bei Umsetzung des Therapieplans in den Alltag

Physiotherapeutische Intervention

– 10 × Beckenbodentraining: Anleitung und Erstellen eines Übungsplans
– 10 × Biofeedback

Psychologische Intervention

– ggf. nochmalige Erläuterung der psychischen Diagnosen
– Ansprechen der Gewichtsthematik und der notwendigen Reduktion des Gewichtes um mind.
  15 kg, Erläuterung des Ernährungs- und Bewegungsprotokolls,
– Empfehlung zur Langzeittherapie statt Kurzzeittherapie (via psychologischen oder ärztlichen
  Psychotherapeuten),
– Nachfragen, ob Kontaktaufnahme bei Psychotherapeuten erfolgt ist
– ggf. Empfehlung zur Ernährungsberatung mit oder ohne Ehefrau

Identifizierbare objektive personale und soziale Ressourcen des Patienten Herrn Hans:[10]
– kognitive Leistungsfähigkeit
– guter körperlicher Allgemeinzustand
– regelmäßige finanzielle Situation (Einkommen/Rente), Zuzahlungen zu Hilfsmitteln können finanziert werden
– Offenheit für Neues, Interesse an Informationen und Wissen
– teilweise humorvoller Umgang mit stressreichen Situationen (kann adaptive Verarbeitungsform sein)
– Zeit (keine Berufstätigkeit mehr)
– Familie (Ehefrau, Schwager, Schwägerin, Stiefsohn, Schwester)
– Selbsthilfegruppe
– Hobby (Lesen)

Evaluation der Therapie nach drei Monaten

Mit der Erstellung des interprofessionellen Therapieplans für Herrn Hans erfolgt nun die Umsetzung dessen. Die Ärztin stellt Herrn Hans im zeitnahen Gesprächstermin den Behandlungsplan vor (siehe Kap. 3.7.1) und stimmt den Patienten auf die weiteren Schritte ein. Anschließend übernehmen die Pflegefachkraft, die Physiotherapeutin sowie die Psychologin ihren Therapiepart und leiten die Umsetzung an.

Im Kontinenzzentrum ist eine Evaluation der Therapie mit ihren Behandlungsbausteinen nach drei Monaten vorgesehen. Dabei findet ein ausführliches Gespräch mit Herrn Hans über sein aktuelles Befinden und die erreichten Veränderungen seit Behandlungsbeginn im Kontinenzzentrum statt. Es erfolgt eine detaillierte Einschätzung der Verbesserung der Kontinenzsituation sowie der damit verbundenen Lebensqualität anhand folgender Parameter:
– Ausscheidungsverhalten mittels Miktionstagebuch
– Sonographische Restharnkontrolle
– Beurteilung des Beckenbodens und der Sphinktermuskulatur in Bezug auf die Kontraktions- und Relaxationsfähigkeit sowie Reflexaktivität mit EMG
– Zufriedenheit im Umgang mit dem Kondomurinal und aufsaugenden Hilfsmitteln (mittels Likert-Skala)

---

10 Die subjektiven personalen und sozialen Ressourcen (wie zum Beispiel die Selbstwirksamkeit, der Optimismus oder die subjektiv wahrgenommene soziale Unterstützung) werden hier nicht erfasst. Eine solche Erhebung ist jedoch wichtig, da die subjektive Wahrnehmung der Ressourcen von den objektiven Gegebenheiten abweichen kann (z. B. soziale Ressourcen: objektiv [Netzwerk] versus subjektiv [wahrgenommene soziale Unterstützung]) und damit einen entscheidenden Einfluss auf die Bewertung eines Stressereignisses hat. Die Eruierung unter Einsatz validierter Instrumente muss also nachgeholt werden. Hier bietet sich der Rahmen der späteren psychotherapeutischen Behandlung an.

- Aufnahme einer ambulanten Psychotherapie mit verhaltenstherapeutischem Ansatz, Behandlung der sozialen Angststörung
- Zunahme sozialer Aktivitäten
- Wiederaufnahme seiner Hobbys wie Sport im Fitnessstudio
- Zulassen von intimen Handlungen (Geschlechtsverkehr) mit seiner Frau
- Reduktion des Gewichts
- Verbesserung des Bewegungs- und Ernährungsverhaltens (Protokoll)
- Zunahme von krankheitsspezifischem Wissen in Bezug auf eine adäquate (professionelle) Versorgung
- Wahrnehmung der Zurückgewinnung von Kontrolle

Als Ausgangspunkte für die Evaluation werden das komplettierte ICF-Erfassungsblatt sowie die in der Fallkonferenz zusätzlich gewonnenen Erkenntnisse dienen (siehe Tab. 3.15).

3.6 ICF-Kodierung

Im Zuge ihrer jeweiligen Anamneseerhebung hatten alle Mitglieder des professionellen Teams (Pflegefachkraft, Ärztin, Physiotherapeutin und Psychologin) ihre Erkenntnisse (in ihrem eigenen Sprachduktus) in das ICF-Erfassungsblatt eingetragen und grob als Problem (–) oder Ressource (+) definiert.

Im Rahmen der Fallkonferenz (siehe Kap. 3.5) wurden gemeinsam von allen Professionen die zentralen Ansätze herausgearbeitet (ggf. fehlende Informationen ergänzt), inhaltlich einander zugeordnet und im ICF-Erfassungsblatt in den korrekten Bereich eingeordnet (siehe Tab. 3.16); die als nicht zentral erachteten Ansätze werden zugunsten der Übersichtlichkeit herausgenommen.

Tab. 3.16: Dokumentation mit dem ICF-Erfassungsblatt, alle Disziplinen, zentrale Ansätze.

| Anamnestische Daten, Diagnosen, Medikation | **Gesundheitsstörung: Harninkontinenz**
Diagnosen nach ICD-10:
Mischinkontinenz aus
N39.3 Belastungsinkontinenz und
N39.42 Dranginkontinenz (überaktive Blase nass)
F40.1 Soziale Phobie
F43.21 Anpassungsstörung mit längerer depressiver Reaktion
E66.0 Adipositas Grad I (BMI 30 kg/m²)
I10.00 essenzielle (primäre) Hypertonie
M10.00 Gicht
M41.2 Skoliose

Pflegediagnose nach NANDA I:
Machtlosigkeit (mäßig)

Bisherige Medikation:
Duloxetin 2 × 40 mg off label, Verapamil 160 mg, Triamteren 50 mg, Hydrochlorothiazid 25 mg, Enalapril 5 mg, Allopurinol 300 mg und ASS 100 mg. | | |

Tab. 3.16: (fortgesetzt).

		Körperstruktur	Körperfunktion	Aktivität und Partizipation
Perspektive der Gesundheitsfachpersonen	Pflege Arzt/Ärztin Physiotherapeutin Psychologin		Gute Gehfähigkeit (+) Bewegungsfähigkeit und Fingerfertigkeit – trotz Gicht (+) Keine erkennbaren kognitiven Einschränkungen (z. B. Gedächtnis, Konzentration) (+) Offenheit für Neues, Interesse an Informationen und Wissen (+) Maximale emotionale Belastung, großer Leidensdruck (–) Unsicherheit, Angst (–) Scham (–) Schamangst (–) Übermäßig ausgeprägte Angst vor negativer Bewertung Dritter (–) Wut (–) Machtlosigkeit (–) Aversion gegenüber stationärer Behandlung aufgrund negativer Vorerfahrungen (–)	Keine Ausübung von Geschlechtsverkehr oder anderen intimen Handlungen aus Angst vor Urinabgang (–)
Kontextfaktoren		**Personbezogene Faktoren**	**Umweltfaktoren** Kontinenzzentrum mit Kassenzulassung (+) Multiprofessionelles Behandlungsteam (+) Inkontinenzepisoden in der Öffentlichkeit (–) Dauerkatheter (±) Aufwändiger Gebrauch von Hygieneartikeln (±) Kontinenzhosen mit persönlicher inadäquater Adaptation (±) Unabhängig kompensierte Inkontinenz (±) Zuzahlungen zu Hilfsmitteln könnten finanziert werden (+) Verzögerte Inanspruchnahme medizinischer Leistung (–) Verschweigen (–) Zeit (+) Regelmäßiges Einkommen (Rente) (+) Ehefrau in 2. Ehe mit Sohn (+) Wahrgenommene emotionale Unterstützung seitens der Ehefrau (+) Soziales Umfeld (Schwager, Schwägerin und Schwester) (+)	

Legende: (+) = Ressourcen, förderliche Faktoren, (–) = Probleme, Barrieren, (±) = positive und negative Aspekte, (0) = neutral.

Im Anschluss daran werden die zentralen Ansätze (Konsens der Teammitglieder) aus dem ICF-Erfassungsblatt in das Inkontinenz-Assessment-Formular ICF-IAF (IAF = Incontinence Assessment Form) [92–94] eingetragen, um die Kodierung gemäß ICF zu ermöglichen. Gleichzeitig wurde die Ausprägungsstärke der Behandlungshürden (Probleme) und positiven Einflussfaktoren (Ressourcen) eingeschätzt (siehe Tab. 3.17).

Dazu wurden die definierten Qualitätsmerkmale der WHO (in etwas vereinfachter Form) angewendet:
- 0 = kein Problem/keine Ressource
- 1 = geringes Problem/geringe Ressource
- 2 = mäßiges Problem/mäßige Ressource
- 3 = schweres Problem/starke Ressource
- 4 = totaler Ausfall/vollständige Unterstützung

Es zeigt sich, dass alle Komponenten der ICF beansprucht wurden (siehe Kap. 3.2): Körperfunktionen und -strukturen, Aktivitäten und Partizipation (Teilhabe) sowie Umweltfaktoren. Personbezogene Faktoren sind bislang noch nicht in der ICF klassifiziert.

Folgende Komponenten und deren Unterkapitel sind inkludiert:
- Komponente b Körperfunktionen:
  - Kapitel b1: Mentale Funktionen
  - Kapitel b5: Funktionen des Verdauungs-, des Stoffwechsel- und des endokrinen Systems
  - Kapitel b6: Funktionen des Urogenital- und reproduktiven Systems
  - Kapitel b7: Neuromuskuloskeletale und bewegungsbezogene Funktionen
- Komponente s Körperstrukturen:
  - Kapitel s6: Mit dem Urogenital- und dem Reproduktionssystem in Zusammenhang stehende Strukturen
  - Kapitel s7: Mit der Bewegung in Zusammenhang stehende Strukturen
- Komponente d Aktivitäten und Partizipation:
  - Kapitel d2: Allgemeine Aufgaben und Anforderungen
  - Kapitel d5: Selbstversorgung
  - Kapitel d7: Interpersonelle Interaktionen und Beziehungen
  - Kapitel d9: Gemeinschafts-, soziales und staatsbürgerliches Leben
- Komponente e Umweltfaktoren:
  - Kapitel e1: Produkte und Technologien
  - Kapitel e3: Unterstützung und Beziehungen
  - Kapitel e4: Einstellungen
  - Kapitel e5: Dienste, Systeme und Handlungsgrundsätze

Tab. 3.17: Komplettiertes ICF-Inkontinenz-Assessment-Formular (ICF-IAF) mit ICF-Kodes/[89].

Angaben ICF-Erfassungsblatt	ICF-Kodierung	Begriff ICF	Problem 4	3	2	1	0	Ressource 1	2	3	4
	Kapitel b Körperfunktionen										
Harnverlust	b6202	Harnkontinenz	X								
Vermehrter Harndrang	b630	Mit der Harnbildung und -ausscheidung verbundene Empfindungen	X								
Unfunktionelle Harnentleerung mit Pressatmung	b6200	Harnlassen	X								
Verminderte Ansteuerbarkeit und Relaxationsfähigkeit des Beckenbodens	b735	Funktionen des Muskeltonus		X							
Bei Beckenbodenaktivierung erfolgt nach 40 % der Maximalkraft Pressatmung und eine Senkung des Beckenbodens	b760	Funktion der Kontrolle von Willkürbewegungen		X							
Adipositas	b530	Funktionen der Aufrechterhaltung des Körpergewichts			X						
Hypomobilität der Lendenwirbelsäule	b710	Funktionen der Gelenkbeweglichkeit				X					
Gute Gehfähigkeit, Bewegungsfähigkeit und Fingerfertigkeit (trotz Gicht)	b710-789	Funktionen der Gelenke und Knochen, Muskeln und Bewegung									X

Tab. 3.17: (fortgesetzt).

Angaben ICF-Erfassungsblatt	ICF-Kodierung	Begriff ICF	Problem					Ressource			
			4	3	2	1	0	1	2	3	4
Keine erkennbaren kognitiven Einschränkungen (z. B. Konzentration)	b140	Funktionen der Aufmerksamkeit									X
Keine erkennbaren kognitiven Einschränkungen (z. B. Gedächtnis)	b144	Funktionen des Gedächtnisses									X
ist motiviert (Therapie)	b1301	Motivation								X	
Offenheit für Neues, Interesse an Informationen und Wissen	b1264	Offenheit gegenüber neuen Erfahrungen								X	
Maximale emotionale Belastung, großer Leidensdruck	b152	Emotionale Funktionen	X								
Machtlosigkeit	b160	Funktionen des Denkens		X							
Unsicherheit, Angst, Scham	b1520	(Situations-)Angemessenheit der Emotion	X								
Schamangst	b1521	Affektkontrolle	X								
Übermäßige Angst vor Bewertung Dritter	b1520	(Situations-)Angemessenheit der Emotion	X								
Lehnt invasive Eingriffe ab/Aversion gegenüber stationären Behandlungen	b1520	(Situations-)Angemessenheit der Emotion	X								
Wut	b1521	Affektkontrolle		X							

Tab. 3.17: (fortgesetzt).

Angaben ICF-Erfassungsblatt	ICF-Kodierung	Begriff ICF	Problem					Ressource			
			4	3	2	1	0	1	2	3	4
	Kapitel s Körperstrukturen										
Harnblase	s6102	Harnblase	X								
Sphinkter	s6103	Harnröhre		X							
Beckenbodenmuskulatur	s620	Struktur des Beckenbodens	X								
Lendenwirbelsäule	s76002	Lendenwirbelsäule				X					
	Kapitel d Aktivitäten und Partizipation										
Stehende Harnentleerung	d530	Die Toilette benutzen				X					
Aufwändige Körperpflege	d520	Körperteile pflegen	X								
Stresserleben	d240	Mit Stress und anderen psychischen Anforderungen umgehen	X								
Alltagsgestaltung stark eingeschränkt	d230	Die tägliche Routine durchführen		X							
Ungünstiges Ernährungs- und Bewegungserhalten	d5701	Ernährung und Fitness handhaben				X					
(Sportliche) Hobbys wie Fahrradfahren, Schwimmen, Sauna, Fitnesssport komplett eingestellt	d201	Sport	X								
Eingeschränkte Freizeitaktivitäten mit der Ehefrau	d920	Erholung und Freizeit		X							

Tab. 3.17: (fortgesetzt).

Angaben ICF-Erfassungsblatt	ICF-Kodierung	Begriff ICF	Problem					Ressource			
			4	3	2	1	0	1	2	3	4
Ausbleibende Entwicklung alternativer gemeinsamer Erlebnisse mit Ehefrau	d7202	Verhalten in Beziehungen regulieren	X								
Keine Ausübung von Geschlechtsverkehr oder anderen intimen Handlungen mit der Ehefrau	d7702	Sexualbeziehung	X								
	Kapitel e Umweltfaktoren										
Inkontinenzepisoden/Harnverlust in der Öffentlichkeit	e465	Gesellschaftliche Normen, Konventionen und Weltanschauungen	X								
Verschweigen	e460	Gesellschaftliche Einstellungen	X								
Aufwändiger Gebrauch von Hygieneartikeln	e1151	Produkte und Technologien zum persönlichen Gebrauch		X							
Dauerkatheter	e1151	Produkte und Technologien zum persönlichen Gebrauch	X								
Kontinenzhosen mit persönlicher inadäquater Adaptation/„kompliziertes Sicherungssystem"/ unabhängig kompensierte Inkontinenz	e1151	Produkte und Technologien zum persönlichen Gebrauch		X							

Tab. 3.17: (fortgesetzt).

Angaben ICF-Erfassungsblatt	ICF-Kodierung	Begriff ICF	Problem					Ressource			
			4	3	2	1	0	1	2	3	4
Verzögerte Inanspruchnahme medizinischer Leistung	e5800	Dienste des Gesundheitswesens		X							
Kontinenzzentrum mit Kassenzulassung	e5800	Dienste des Gesundheitswesens									X
Multiprofessionelles Behandlungsteam	e355	Fachleute der Gesundheitsberufe									X
Ehefrau, Stiefsohn, Schwester	e310	Engster Familienkreis									X
(Wahrgenommene) emotionale Unterstützung seitens der Ehefrau	e410	Individuelle Einstellungen der Mitglieder des engsten Familienkreises								X	
Schwager, Schwägerin	e315	Erweiterter Familienkreis								X	
Regelmäßiges Einkommen/Rente	e5701	Systeme der sozialen Sicherheit						X			
Zuzahlungen zu Hilfsmitteln können finanziert werden	e5801	Systeme des Gesundheitswesens								X	
Zeit	e5701	Systeme der sozialen Sicherheit									X

0 = kein Problem/keine Ressource, 1 = geringes Problem/geringe Ressource, 2 = mäßiges Problem/mäßige Ressource, 3 = schweres Problem/starke Ressource, 4 = totaler Ausfall/vollständige Unterstützung.

Die Dokumentation in Tabellenform erleichtert den Überblick und die Planung zukünftiger Maßnahmen. Das Arbeiten mit standardisierten Dokumentationen bedarf einer Schulung und Übung im interprofessionellen Team. Mit der Zeit wird die Zuordnung leichter fallen und die Sprache wird sich vereinheitlichen.

3.7 Interventionen der Kontinenzförderung

Wie der vom interprofessionellen Team aufgestellte Behandlungsplan (siehe Kap. 3.5.4) zeigt, gilt es für Herrn Hans viele Dinge neu zu erlernen und seine Einstellung zu seiner Erkrankung zu ändern, um seine Kontinenzsituation nachhaltig zu verbessern sowie sein Belastungserleben zu verändern. Es reicht nicht aus, sich nur von den Spezialisten „behandeln" zu lassen, vielmehr müssen die Patientinnen und Patienten selbst zu Expertinnen und Experten ihrer Erkrankung gemacht werden. Diesen Anspruch verfolgen berufsgruppenübergreifend alle Mitarbeiterinnen und Mitarbeiter des Kontinenzzentrums, der Ansatz des *Shared Decision Making* ist etabliert und Patientenedukation ist ein fester Bestandteil der Angebotsstruktur des Kontinenzzentrums. Im Zusammenhang mit dem ICF bietet sich der *Health Literacy* Ansatz[11] der WHO an [138].

Diesen Aspekten wurde bei der Ausrichtung des Kontinenzzentrums so große Bedeutung geschenkt, da Inkontinenz nach wie vor ein Tabuthema ist und betroffene Frauen und Männer zumeist mit wenigen und oft auch fehlerhaften Informationen sowie gezeichnet von Scham- und Angstgefühlen aufgrund ihres „Defekts im Intimbereich" in das Kontinenzzentrum kommen und somit angenommen werden kann, dass die Gesundheitskompetenz (*Health Literacy*) der Betroffen und ihrer Angehörigen eher gering ist.

Im Kontinenzzentrum können betroffene Frauen und Männer Gruppenschulungen besuchen. Ähnlich wie in einer Fahrschule wird die „Theorie", also die allgemeinen grundlegenden Themen, immer zu einem festen Termin (z. B. mittwochs in der Zeit von 17.00 Uhr bis 17.45 Uhr) vermittelt. Sobald die Schulungen zu allen Inhalten stattgefunden haben, beginnen die Veranstaltungen von vorn. Die Berufsgruppen wechseln sich dabei in der Rolle der Dozentin bzw. des Dozenten ab. Ziel ist es, den Betroffenen ein Grundlagenverständnis und damit Gesundheitskompetenzen zu folgenden Themen zu vermitteln:
–   Anatomie des Beckenbodens und der Beckenorgane sowie die Physiologie und Pathologie der Miktion

---

11 Unter *Health Literacy* oder auch Gesundheitskompetenz wird im medizinischen Kontext ein individuenbezogener Ansatz zur Verbesserung des Patientenwissens verstanden. Die Patientinnen und Patienten sollen befähigt werden Gesundheitsinformationen zu verstehen und entsprechend aufgeklärt zu handeln [137].

- die Bedeutung von Trink- und Entleerungsgewohnheiten auf die Kontinenz
- krankheitsbegleitende Emotionen
- Beschaffung von Hilfsmitteln über den Sanitätsfachhandel, Kostenübernahmen der Krankenkassen und Zuzahlungen

3.7.1 Ärztliche Interventionen

In Nachbereitung auf die Fallbesprechung schreibt die Urologin die ärztlichen Anordnungen für die Hilfsmittel, also die aufsaugenden Inkontinenzprodukte und das Kondomurinal; ebenso ordnet sie die physiotherapeutische Therapie an und spricht die Empfehlung zur Aufnahme einer ambulanten Psychotherapie mit verhaltenstherapeutischem Ansatz aus.

Zudem erstellt die Ärztin den Medikamentenplan: Die Medikation von Herrn Hans mit Verapamil 160 mg, Triamteren 50 mg, Hydrochlorothiazid 25 mg, Enalapril 5 mg, Allopurinol 300 mg und ASS 100 mg behält sie bei. Duloxetin wurde abgesetzt. Zur Verbesserung der Drangsymptomatik setzt die Urologin das Anticholinergikum Trospiumchlorid 45 mg an.

Herr Hans nimmt seinen im Anschluss an die letzte Untersuchung vereinbarten Termin zur Therapiebesprechung im Kontinenzzentrum wahr. Der Patient ist erwartungsvoll, da er weiß, dass das gesamte Team seinen Fall besprochen hat. Nach dem Gespräch bei der Ärztin hat er noch einen Termin bei der Pflegefachkraft.

Die Urologin begrüßt Herrn Hans, der erleichtert ist, dass auch dieser Termin bei der ihm bekannten Ärztin stattfindet. Den Gesprächseinstieg findet die Urologin, in dem sie ihn nach seinem Wohlbefinden und seiner Kontinenzsituation befragt. Herr Hans gibt an, dass es für ihn schwierig sei, den auslaufenden Urin nur mit den Vorlagen aufzufangen.

Anschließend teilt die Ärztin dem Patienten mit, dass bei ihm eine Mischinkontinenz aus Belastungsinkontinenz und Dranginkontinenz (überaktive Blase nass) vorliegt. Sie schildert ihm, dass das Team einen Behandlungsplan zusammengestellt hat, der aus vier Bausteinen besteht mit dem Ziel, seine Kontinenzsituation zu verbessern sowie sein Belastungserleben zu reduzieren und die Lebensqualität zu steigern. Die Ärztin händigt Herrn Hans diesen Therapieplan aus (siehe Tab. 3.18). – Da es für Patientinnen und Patienten schwer ist, die Vielzahl der erhaltenen, oft komplexen Informationen zu speichern, wird im Kontinenzzentrum für alle Patienten ein persönlicher Behandlungsplan erstellt und ihnen in Papierform ausgehändigt; damit wird die Sorge der Patientinnen und Patienten reduziert, Wichtiges zu vergessen, zudem haben sie die Möglichkeit für Notizen.

Als 1. Baustein schlägt die Ärztin eine Anpassung seiner Medikation vor. Als wichtigen 2. Baustein teilt sie Herrn Hans mit, dass ihm das Team ein Kondomurinal vorschlägt. Da dies eine nicht-invasive Therapieoption ist, bei der der Urin ähnlich wie

Tab. 3.18: Therapieplan von Herrn Hans.

Bausteine	Notizen des Patienten
1. Medikamentenanpassung: Aushändigung eines Medikamentenplans Bitte um augenärztliche Abklärung ambulante Restharnkontrolle nach acht Wochen	
2. Hilfsmittelversorgung (Pflegekraft) Kondomurinal als vorübergehende oder dauerhafte Lösung aufsaugende Hilfsmittel	
3. Allgemeine Maßnahmen zur Kontinenzförderung Trinkverhalten, Blasentraining (Pflegefachkraft) ambulante Psychotherapie mit verhaltenstherapeutischem Ansatz (Psychologin)	
4. Beckenbodentraining mit Biofeedback (Physiotherapeutin)	

bei einem Katheter abgeleitet und aufgefangen wird, nimmt das Team an, dass es für ihn eine geeignete Möglichkeit ist, mit der er gut zurechtkommen wird. Als 3. Baustein nennt die Ärztin allgemeine Maßnahmen zur Kontinenzförderung, die unterschiedliche Aspekte wie Trinkverhalten und Blasentraining (siehe Kap. 3.7.2) berücksichtigen, sowie die Inanspruchnahme einer ambulanten Psychotherapie mit verhaltenstherapeutischem Ansatz (siehe Kap. 3.7.4). Ebenfalls von Bedeutung für die Verbesserung der Kontinenzsituation ist der 4. Baustein: Beckenbodentraining und Biofeedback zur Stärkung der Beckenbodenmuskulatur und besseren Wahrnehmung des Beckenbodens. Dies wird unter physiotherapeutischer Anleitung durchgeführt (siehe Kap. 3.7.3).

Zunächst ist Herr Hans überwältigt von der Komplexität des Behandlungsplans. Und da er den Eindruck hat, dass das Team bei der Ausrichtung der Therapie auch ihn als Menschen mit seinen Befürchtungen und Hoffnungen gut berücksichtigt hat, ist er fest entschlossen, bestmöglich mitzuarbeiten. Die Urologin freut sich über seine Compliance.

Nachdem die Ärztin Herrn Hans den Überblick über die Bausteine des gesamten Therapieplans gegeben hat, erläutert sie ihm nun die vorgesehene Medikamentenanpassung. Die Urologin überreicht Herrn Hans auch den vorläufigen Medikamentenplan (siehe Tab. 3.19). Sie empfiehlt die Therapie der überaktiven Blase aufgrund des diagnostisch erhobenen zystoskopischen Befunds (hypersensitive, hypokapazitäre Blase) mittels eines blasendämpfenden Wirkstoffs, eines Anticholinergikums (z. B. Trospiumchlorid). Dieser Wirkstoff führt zu einer Abnahme des maximalen Detrusordrucks sowie zu einer Zunahme der funktionellen Blasenkapazität. Dies verbessert die Drangsymptomatik mit längeren Miktionsintervallen, lindert den Harndrang und verringert die Inkontinenzepisoden [18]. Bevor sie das Medikament jedoch final ansetzt,

Tab. 3.19: Medikamentenplan des Patienten Herrn Hans.

Indikation	Wirkstoff	Dosierung	empfohlene Einnahme
Drangsymptomatik	Trospiumchlorid	45 mg	1/4–0–1/4
Hypertonie	Verapamil	160 mg	1–0–0
	Triamteren	50 mg	
	Hydrochlorothiazid	25 mg	
	Enalapril	5 mg	1–0–0
Gicht	Allopurinol	300 mg	1–0–0
Blutverdünner	Acetylsalicylsäure	100 mg	0–0–1

bittet sie Herrn Hans, eine Augenärztin oder einen Augenarzt aufzusuchen, da es als Nebenwirkung des Wirkstoffs zu einer Erhöhung des Augeninnendrucks kommen kann; dies stellt einen Risikofaktor für eine Sehnervschädigung und die Gefahr eines akuten Glaukoms dar; zudem können Mundtrockenheit und Verstopfung auftreten [139]. Auch weist sie Herrn Hans darauf hin, dass bei Einnahme dieses Medikaments regelmäßige Restharnkontrollen empfohlen sind und bittet ihn dafür nach acht Wochen seinen niedergelassenen Urologen zu konsultieren.

Neben der Medikamentenanpassung schlägt das Team zunächst die Versorgung mit einem Kondomurinal in Ergänzung mit aufsaugenden Hilfsmitteln als passagere Lösung vor. Das Kondomurinal kann für Herrn Hans auch eine Endlösung darstellen – wenn Herr Hans damit gut zurechtkommt. Die Pflegefachkraft im Kontinenzzentrum, die zur Kontinenzberaterin ausgebildet ist, wird gemeinsam mit ihm ein geeignetes Modell aussuchen und ihn bei der Anpassung begleiten (siehe Kap. 3.7.2). In Verbindung mit dem Kondomurinal werden ihm noch weitere Hilfsmittel vorgestellt, die er im Wechsel mit dem Kondomurinal nutzen kann. So kann er je nach Tageszeit und Situation ein Produkt einsetzen, dass seinem Sicherheitsbedürfnis besonders entgegenkommt.

Abschließend weist die Ärztin Herrn Hans darauf hin, dass auch bei Kondomurinalen Unverträglichkeiten auftreten können (siehe auch Kap. 3.7.2) oder der Patient mit dem Handling nicht zufrieden ist und sich die Lebensqualität dadurch nicht verbessert. Wenn damit das Kondomurinal als Versorgungsoption ausscheiden würde, könnte erneut eine operative Therapie in Betracht gezogen werden – optimaler Weise steht Herr Hans einem solchen Eingriff nach erfolgreicher psychotherapeutischer Behandlung der sozialen Angststörung im Rahmen der ambulanten Verhaltenstherapie offen gegenüber. Wenn nicht, dann wäre eine Versorgung ultimo ratio mit suprapubischem Dauerkatheter mit Ventil indiziert. Ein solcher suprabubischer Dauerkatheter wird über die Bauchdecke direkt in die Harnblase gelegt und zeichnet sich durch die Vermeidung von Harnröhrenkomplikationen, der Reduktion von Infektionen und eine bessere Patientenverträglichkeit aus, zudem ist ein Miktionstraining mit Restharnkontrolle möglich [30].

Exkurs: Operative Therapieoptionen

Nach Versagen der konservativen Behandlungsversuche ist die Indikation zu einer operativen Therapie gegeben [42,46,136,140]. Jedoch sollten bei geriatrischen Patienten derartige operative Eingriffe nicht routinemäßig vorgenommen werden und nur nach Berücksichtigung von kognitiven und physischen Ressourcen, dem individuellen Belastungserleben sowie einer detaillierten Anamnese sorgfältig abgewogen werden [18]. Es steht eine Vielzahl von operativen Verfahren zur Verfügung. Sie reichen von minimalinvasiv wie der paraurethralen Injektionsbehandlung mit Unterpolsterungssubstanzen, Schlingenplastiken adjustierbar oder nicht-adjustierbar bis hin zum artifiziellen Sphinktersystem (z. B. [76,135]). Bei der paraurethralen Injektionsbehandlung oder auch Sphinkterunterspritzung wird durch eine Injektion mit verschiedenen abbaubaren und nicht-abbaubaren Substanzen versucht, durch ein submuköses Polster den geschwächten Sphinkter in seiner Schließfunktion zu unterstützen [30,76]. Bei diesem Verfahren wird zumindest eine Verbesserung der Kontinenz beschrieben, jedoch gibt es Hinweise, dass für den Erfolg der Therapie der Zeitpunkt entscheidend ist, wonach Patienten mit einer Inkontinenzdauer von mehr als 12 Monaten nur bedingt auf die Therapie ansprechen [141]. Nachteil dieses Verfahrens ist die abnehmende Polsterung, so dass eine Reinjektion erforderlich ist, bei denen häufiger inflammatorische Reaktionen auftreten [76].
Schlingensysteme werden bei leicht- und mittelgradiger Harninkontinenz empfohlen. Die adjustierbaren Schlingensysteme beruhen auf dem Prinzip einer passiven semizirkumferenten Kompression der Urethra, womit der Widerstand in der Harnröhre erhöht und die Basiskontinenz erhöht wird. Nichtadjustierbare Schlingensysteme basieren auf einer Repositionierung der (männlichen) Harnröhre, wobei eine Sphinkter(rest)aktivität Voraussetzung für einen Therapieerfolg ist [76].
Als Goldstandard in der Behandlung der Belastungsinkontinenz bei Mann wird der artifizielle Sphinkter gesehen [136,142]. Das Prinzip dieses operativen Verfahrens besteht darin, durch verschiedene Systeme die natürliche Schließmuskelfunktion mit zirkumferenter Kompression nachzuahmen. Einem mit diesem Verfahren guten Ergebnis bezüglich der Verbesserung der Kontinenzsituation stehen die möglichen Komplikationen wie Infektionen gegenüber. Grundvoraussetzung für diese Therapieoption sind ein Mindestmaß an manueller Geschicklichkeit und eine gute Compliance des Patienten, so dass er den artifiziellen Sphinkter postoperativ selbständig bedienen kann (weiterführend dazu [76]).

Bevor die Ärztin das Therapiegespräch mit Herrn Hans beendet, merkt sie nochmals die Notwendigkeit des zeitnahen augenärztlichen Besuchs an, so dass sie die Medikation final anpassen kann. Auch weist sie erneut auf eine ambulante Restharnkontrolle in acht Wochen hin. Für alle weiteren Therapieschritte, die er auf seinem Behandlungsplan findet, wird sich jede ihn behandelnde Kollegin Zeit nehmen, ihm vor Behandlungsbeginn die Therapie zu erläutern und ihn dabei anzuleiten.

3.7.2 Pflegerische Interventionen

Die Pflegefachkraft versteht ihre Grundmotivation in der Ausrichtung ihrer Intervention primär in der Beratung und Anleitung von Patientinnen und Patienten gemäß der WHO-Empfehlungen zur „Stärkung der Pflegenden und Hebammen" (*Global strategic directions for strengthening nursing and midwifery*) [143].
   Im Kontinenzzentrum steht der Pflegefachkraft für die Patientenberatung und Edukation ein Beratungs- und Schulungszimmer zur Verfügung. Neben anatomischen

Modellen und Bildtafeln verfügt der Raum über einen Computer, einen großen Bildschirm zum Vorspielen von kurzen Lernvideos und mehreren Schränken, in denen sich die unterschiedlichen Hilfsmittel als Anschauungsmaterialen befinden.

Die Pflegefachkraft bespricht mit Herrn Hans in einem zweiten Gespräch die im Erstkontakt vergebene potenzielle Pflegediagnose „Machtlosigkeit", die bei Herrn Hans eine eher mäßige Ausprägung aufweist. Machtlosigkeit ist definiert als ein wahrgenommener Mangel an Kontrolle über ein unmittelbares Geschehen oder die aktuelle Situation sowie die Wahrnehmung, dass das eigene Handeln ein Ergebnis nicht entscheidend beeinflussen wird [61,96,144]. Bei Herrn Hans lassen sich folgende Merkmale dieser Pflegediagnose finden:
-   Ausdruck von Unzufriedenheit mit der Unfähigkeit zur Situationskontrolle, die sich negativ auf Ausblick, Ziele und Lebensweise auswirkt.
-   Unzufriedenheit, frühere Rollen (wie Sexualpartner seiner Ehefrau) und Aktivitäten (wie Schwimmen und Fitness) nicht mehr ausüben zu können.
-   Scham.
-   Entfremdung und sozialer Rückzug.
-   Vermindertes Selbstwertgefühl.
-   Ebenso passt die Äußerung von Herrn Hans in das Bild der Machtlosigkeit, „zu denjenigen fünf Prozent zu zählen, die es bei einer Operation erwischt hat" (Glaube an ein persönliches Schicksal) [115,144].

Machtlosigkeit kann durch akute und chronische Krankheiten ausgelöst werden, wenn damit das Gefühl einhergeht, die Kontrolle verloren zu haben und Einschränkungen der Lebensweise auftreten. Machtlosigkeit stellt im Gegensatz zu psychotherapeutischen Konstrukten wie „Kontrollüberzeugung" oder „Selbstwirksamkeitserwartung" keine (relativ) stabile Eigenschaft einer Person dar, sondern Machtlosigkeit ergibt sich aus der Situation des Patienten [144] und ist damit viel variabler und auch besser zu beeinflussen oder zu verändern. Sie kann sich bei Nicht-Beachtung in ihrer Ausprägung jedoch verstärken, zu chronischem Stresserleben beitragen und damit zur Entwicklung einer psychischen Erkrankung (wie z. B. Depression) führen (siehe Kap. 3.4.4).

Herr Hans bestätigt gegenüber der Pflegefachkraft die Diagnose und erklärt, dass er sich und seine Situation in den Beschreibungen wiederfindet. Als Ergebnis der pflegerischen Behandlung legen Herr Hans und die Pflegefachkraft fest, seine wahrgenommene Kontrolle zu erhöhen, was sich darin zeigen soll, dass er Faktoren kennt, die er kontrollieren kann und die Gelegenheit wahrnimmt, Entscheidungen bezüglich seiner Pflege und Behandlung selbst zu treffen. Dafür müssen in einem ersten Schritt seine Wissensdefizite bezüglich seiner Erkrankung und der Therapieoptionen beseitigt werden. Dies kann erreicht werden, indem Herr Hans mehr Informationen über seine Krankheit erhält und ihm Behandlungsoptionen zur Verfügung gestellt und eingeübt werden. Dies soll ihm helfen, eigene Selbstmanagementstrategien zu entwickeln, die für ihn bedeutungsvoll sind und so sein Selbstvertrauen erhöhen. Hierfür informiert die Pflegefachkraft Herrn Hans über die Patientenschulungen im Kontinenzzentrum und überreicht ihm das Programm dafür. Spontan sagt Herr Hans eine Teilnahme daran zu und dass er sich freuen würde, wenn seine Frau ihn dabei begleiten dürfte.

Weiter spiegelt die Pflegefachkraft Herrn Hans, dass seine bisherigen Schritte, wie die Kontaktaufnahme zur Selbsthilfegruppe, seine Besuche von Informationsveranstaltungen und seine Vorstellung im Kontinenzzentrum sehr effektive Strategien waren, die er weiter anwenden sollte. Sie ermutigt Herr Hans außerdem, psychotherapeutische Unterstützung in Anspruch zu nehmen und den Behandlungsvorschlägen der Psychologin zu folgen.

Mit Bezug auf das Kontinenzprofil strebt die Pflegefachkraft an, das Profil der unabhängig kompensierten Inkontinenz zu erhalten, die Maßnahmen zur Kompensation der auftretenden unwillkürlichen Harnverluste jedoch im Sinne einer adäquaten Versorgung zu optimieren.

Die Pflegefachkraft soll laut ärztlichem Behandlungsplan nun folgende Interventionen durchführen, die sich gleichwohl mit den Pflegeinterventionen zur Behandlung der Machtlosigkeit sehr gut verbinden lassen:
- Pflegeanleitung zu allgemeinen Maßnahmen der Kontinenzförderung
- Anleitung zum Blasentraining und zum Führen eines Miktionsprotokolls
- Pflegeanleitung zum Umgang mit Hilfsmitteln (aufsaugende Produkte und Kondomurinal)
- Hilfestellung bei der Umsetzung des Therapieplans in den Alltag

Allgemeine Maßnahmen der Kontinenzförderung

Anhand des Miktionsprotokolls bespricht die Pflegefachkraft mit Herrn Hans sein Trinkverhalten. Sie überlässt es Herrn Hans, eigene Schlussfolgerungen abzuleiten, die sie bei Bedarf korrigieren würde, um sein Kontrollerleben zu stärken. Herr Hans stellt fest, dass er nachts viel trinkt. Er erklärt der Pflegefachkraft daraufhin, dass er in der Nacht oft ein Durstgefühl verspüre und dann Wasser direkt aus einer Selterflasche trinke. Auf die Frage, warum er nachts Durst verspüren könnte, reflektiert Herr Hans, dass er abends gerne salzige Knabbereien beim Fernsehen isst, was ihn in der Nacht durstig werden lässt. Ihm kommt nun selbst der Gedanke, dass er weniger Salziges essen oder am besten ganz auf die abendlichen Snacks verzichten sollte, da er ja ohnehin an Gewicht verlieren muss.

Gemeinsam mit der Pflegefachkraft wird nun das Ziel festgelegt, die Trinkmenge auf max. 2,5 Liter am Tag zu reduzieren und die Menge gut über den Tag zu verteilen. Damit Herr Hans eine Trinkroutine entwickeln kann, soll er seine Trinkmenge weiterhin im Miktionstagebuch dokumentieren uns selbst überprüfen, ob er sich an die Ziele gehalten hat. Kaffee scheint bei Herrn Hans keine harntreibende Wirkung zu haben, so dass hier keine Umstellung seiner Gewohnheiten stattfinden muss. Für die Nacht will er sich zukünftig kleine PET-Wasserflaschen kaufen und versuchen daraus nicht mehr als 250 ml zu trinken.

Die allgemeine Beratung bezieht sich auch auf eine kontinenzfördernde Umgebung wie beispielsweise Distanz zur Toilette, Lichtverhältnisse, Stolperfallen, Halterungen oder Toilettensitzerhöhungen. Da Herr Hans jedoch mobil ist und zudem erst kürzlich das Bad saniert wurde, erübrigt sich eine weitere Erörterung dieses Themas.

Anleitung zum Blasentraining und zum Führen eines Miktionsprotokolls

Ein Blasentraining soll die Leistungsfähigkeit der Harnblase verbessern bzw. die Blasenkapazität steigern. Dabei handelt es sich um eine Verhaltenstechnik, bei der eine Verzögerung der Miktion erlernt werden soll. Durch das Training kann die Blase eine größere Menge an Urin speichern. Eine wesentliche Intention des Blasentrainings ist es, die Wahrnehmung des Harndrangs zu fördern und gleichzeitig den Urin bewusst zurückzuhalten [17]. Um seine Blasenkapazität zu steigern, muss Herr Hans nun Bewältigungsstrategien beim Beginn einer Drangsituation erlernen. Um den Druck auf die Blase zu reduzieren, sollte Herr Hans entsprechende Strategien entwickeln, um sich in diesen Situationen bewusst abzulenken und stattdessen auf einen anderen Gegenstand zu fokussieren. Gleichzeitig sollte er dabei eine entspannte Haltung einnehmen. Statt die Muskulatur anzuspannen, um den unwillkürlichen Harnabgang zu verhindern, soll er nun ruhig atmen und sich dafür hinsetzen oder an eine Wand angelehnt stehen. Dabei soll er leichte Beckenbodenanspannungen und -entspannung vornehmen [17].

Um sich vom Harndrang abzulenken, schlägt die Pflegeperson ihm vor, Taxi-Routen im Geiste durchzuspielen und wählt damit einen biografischen Bezug. Herr Hans zeigt sich sogleich begeistert von dieser Idee und konkretisiert sie, indem er sich vornimmt immer vom Ausgangpunkt Flughafen unterschiedliche Hotels in Gedanken „anzufahren".

Ein erstes Etappenziel des Miktionstrainings bei Herrn Hans liegt in einem Volumen von 300 ml. Dieser Wert sollte dann noch weiter gesteigert werden bis seine Blase wieder 350 ml speichern kann (bei einem erwachsenen Mann liegt die Blasenkapazität in der Regel bei 400–600 ml, bei einer Frau ist sie etwas geringer und liegt bei 400–450 ml, vgl. [145]). Außerdem soll er zwischen den einzelnen Toilettengängen mindestens 90 Minuten verstreichen lassen und diese Intervalle steigern, bis er drei Stunden ohne Toilettengang aushält. Nachts soll sich Herr Hans einen Wecker auf 3:00 Uhr stellen und zur Toilette gehen, um die Blase zu entleeren. Weitere Toilettengänge sollte er versuchen in der Nacht zu vermeiden.

Um die Wirkung des Trainings zu messen und um seine Erfolge zu kontrollieren, soll Herr Hans einmal wöchentlich ein Miktionstagebuch genauso weiterführen, wie er es bereits im Zusammenhang mit der Diagnosestellung schon sehr gut umgesetzt hat.

Umgang mit Hilfsmitteln

Eine weitere pflegefachliche Maßnahme besteht darin, Herrn Hans geeignete Hilfsmittel vorzustellen und ihn im Umgang damit zu schulen. Letztlich soll er somit Handlungsoptionen erhalten, die es ihm ermöglichen, eigene Entscheidungen zu treffen und wieder mehr gefühlte Kontrolle über seine Situation zu erlangen. Hierfür sind eine ausführliche Hilfsmittelberatung und Anleitung erforderlich. In der Fall-konferenz wurde ein Kondomurinal in Ergänzung mit aufsaugenden Hilfsmitteln als mögliche Hilfsmittelkombination angedacht.

Damit Herr Hans andere Hilfsmittel als sein selbstentwickeltes Sicherheitssystem akzeptiert, muss sein hoher Anspruch an Zuverlässigkeit in der Kompensation erfüllt werden. Ansonsten würde es schwer sein, ihn von seinem „Sicherheitssystem" ab-zubringen.

Die Auswahl der Hilfsmittel erfolgt immer unter verschiedenen Gesichtspunkten, die vorab durch die Beraterin zu erfassen sind. So richtet sich die Produktauswahl nach der Inkontinenzform, dem Schweregrad der Inkontinenz, dem Geschlecht der betroffenen Person, der physischen Verfassung (z. B. Größe und Gewicht, Umfang der Oberschenkel, Penisumfang), der kognitiven Verfassung, der Mobilität und Handbe-weglichkeit, der Sehfähigkeit, Erkrankungen der Hüfte, die eine Abduktion erschwe-ren, den Lebensumständen (einer Arbeit nachgehend, sportlich aktiv sein, Reisetätig-keit, Bettlägerigkeit) und Umweltfaktoren (Erreichbarkeit und Distanz zur Toilette), Möglichkeiten der Reinigung der Wäsche und der Aufbewahrung größerer Pakete, der Lieferung oder des Einkaufs der Produkte und den persönlichen Präferenzen und Prio-ritäten der betroffenen Person [146] sowie nach der Qualität des Produkts und an dem Tragekomfort, den Kosten und der Handhabung der Produkte [147]. Nur durch eine ausführliche Beratung über das bestehende Hilfsmittelangebot und einer fachlichen Anleitung in der Anwendung kann eine individuelle Hilfsmittelanpassung erfolgen.

Im Fall von Herrn Hans besteht nun eine weitere Herausforderung auch darin, In-kontinenzhilfsmittel zu finden, die bei intimen Handlungen möglichst wenig stören, aber dennoch den Urin sicher auffangen.

Nachdem die Pflegefachkraft die o. g. Einschätzung vorgenommen hat, erfragt sie die Erfahrungen, die Herr Hans mit den unterschiedlichen Hilfsmitteln gemacht hat und welches Hilfsmittel er aus welchem Grund bevorzugt oder eher ablehnt. Im Er-gebnis zeigt sich, dass Herr Hans dem Dauerkatheter das größere Vertrauen schenkt, da mit diesem Hilfsmittel kein Urin seine Haut benetzt. Ihm kommt es entgegen, dass die Flüssigkeit durch Plastikschläuche und Beutel quasi von seiner Haut ferngehal-ten wird. Er sieht darin eine gewisse „Technik", die ihm hilft, seine Inkontinenz als eine „Krankheit" zu begreifen, für die er nichts kann. Er kann mit dem Katheter seine üblichen Baumwollunterhosen tragen, da er den Schlauch seitlich neben dem Slip herausführen kann. Dies vermittelt ihm ein Gefühl der Normalität. Das zusätzliche „Sicherheitssystem" hat er erst entwickelt, nachdem sich der Schlauch vom Katheter gelöst hat und seine Hose vollständig nass wurde. Er werde „irre" bei dem Gedanken, dass ihm dies in der Öffentlichkeit noch einmal passieren könnte.

Aufsaugende Hilfsmittel kommen für ihn nur als zusätzlicher Schutz in Frage, sie sind sein „doppelter Boden" („Der Urin, der neben dem Katheter austritt, wird durch die Vorlage aufgefangen. Das sind jedoch nur kleine Mengen, die ich kaum spüre".) Er trägt die Vorlagen äußerst ungern, da sie ihm das Gefühl geben, wie ein Baby gewindelt zu sein. Dies erinnert ihn an seine eigene körperliche Unfähigkeit und seinen Kontrollverlust und führt dazu, dass er sich selbst nicht mehr leiden mag. Herr Hans schildert sein Erleben der letzten Tage seit dem Auslassversuch wie folgt: Er empfinde es als sehr eklig, wenn der warme Urin auf die Haut trifft, bevor die Auflage die Flüssigkeit aufgesaugt hat. Die Haut trockne zwar recht schnell wieder, aber dann hätte er einen Klumpen zwischen den Beinen, der ihn stört und er hat Angst nach Urin zu riechen. Außerdem sehen die Vorlagen unmöglich aus, er schämt sich, sich so seiner Frau zu zeigen.

Kondomurinal anpassen und Umgang erklären

Diese gerade geschilderten Erfahrungen und Empfindungen von Herrn Hans mit und bei dem Gebrauch von Vorlagen, lassen die Pflegefachkraft das Gespräch zu der Versorgungsoption eines Kondomurinals lenken. Sie beginnt zunächst mit einer Einleitung, wann Kondomurinale in Frage kommen und welche Varianten es gibt.

Eine Indikation für ein Kondomurinal besteht bei
- Inkontinenz bei Männern mit/ohne Harndrang, aber ohne Restharn
- Entleerungsstörungen bei Männern mit neuromuskulären Syndromen (vgl. [146])

Kondomurinale sollten nicht verwendet werden bei
- signifikantem Restharn
- Harnverhalt unabhängig von der Ursache z. B. bei neurologischer Erkrankung oder infravesikaler Obstruktion [146].

Die Vorteile des Kondomurinals liegen darin, dass der Urin in einem Urinbeutel gesammelt wird und somit die Haut vor dem Kontakt mit dem Urin schützt. Außerdem kann durch das Kondomurinal die Geruchsbildung reduziert werden. Im Unterschied zu einem Blasenverweilkatheter treten weniger bakterielle Blasenentzündungen auf und das Kondomurinal verursacht weniger Schmerzen und bietet mehr Komfort [148].

Ein Nachteil des Kondomurinals kann in einer etwaigen Irritation oder Überempfindlichkeit (Hypersensitivität) der Haut liegen, die aufgrund des Hautklebers oder des verwendeten Materials (z. B. Latexkondome) entstehen kann. Bei bestehender Sensibilität eines Patienten kann das Kondom als einengend und unangenehm empfunden werden.

Das Kondomurinal gibt es in verschiedenen Varianten (siehe Abb. 3.4). Es gibt Unterschiede in Material, Größe und Ausführung. Das Material der Kondome reicht von synthetischen Kondomen bis hin zu Latexkondomen. Die Materialbeschaffenheit spielt eine wichtige Rolle, da das Kondom sitzen soll wie eine zweite Haut. Kondomurinale können am Verbindungsteil zum Beutel mit einer Antireflux-Vorrichtung ausgestattet sein, so dass der Urin vom Beutel nicht mehr zurücklaufen kann. Es gibt aber auch Kondomurinale, die direkt mit einem Ablauf-Hahn versehen sind.

Kondomgröße und Befestigung: Damit das Kondomurinal gut sitzt, ist die korrekte Ausmessung der Kondomgröße wichtig. Hierzu gibt es Schablonen oder Maßbänder, die um den Penis (Mitte des Penisschaftes) gelegt werden können, um die ideale

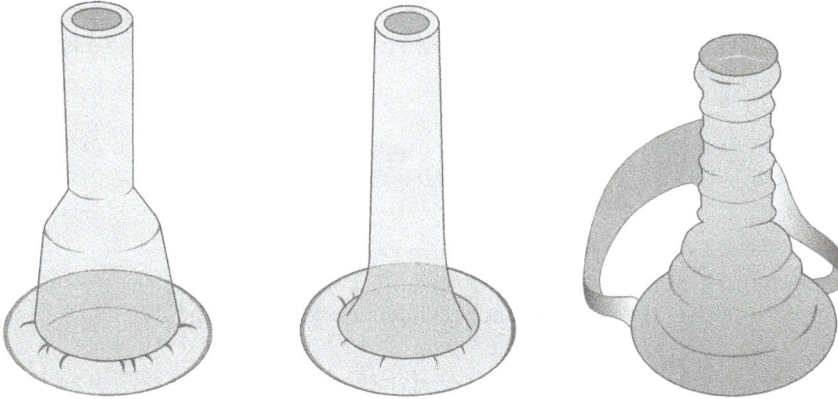

Abb. 3.4: Varianten von Kondomurinalen.

Größe zu ermitteln. Ein zu kleines Kondom engt ein und kann insbesondere bei Querschnittgelähmten zu Einschnürungen oder Druckstellen führen. Ein zu großes Kondom ist schwierig zu befestigen und nicht dicht.

Bei der Befestigung des Kondomurinals können folgende Varianten unterschieden werden:
- Selbstklebende Kondome – am Kondomschaft ist ein Hautkleber bereits aufgetragen
- Kondome mit Klebestreifen – ein doppelseitig klebender Haftstreifen wird zirkulär am Penisschaft angebracht und das Kondom darüber gezogen und durch Druck auf den Haftstreifen angebracht (siehe Abb. 3.5)

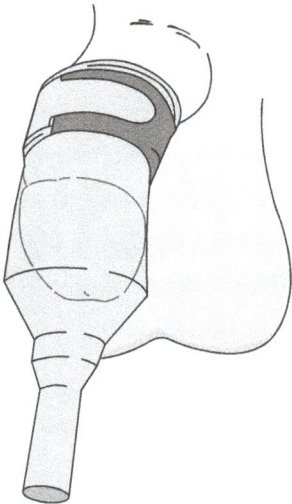

Abb. 3.5: Kondomurinal mit Klebestreifen.

- Kondome mit Hautkleber – aus der Tube bzw. aus dem Topf; der Kleber wird mit der Tubenspitze oder einem Pinsel auf den Penisschaft angebracht und das Kondom darüber gezogen.

Ergänzend zum Kondomurinal werden Urindrainagebeutel an das Kondom angebracht. Auch diese gibt es in verschiedenen Ausführungen (siehe Abb. 3.6):
- Bettbeutel
- Beinbeutel – mit verschiedenen Fixierungsmöglichkeiten
- Sportbeutel
- bei tröpfchenweiser Inkontinenz reicht evtl. auch ein Tropfurinal.

Einen Patienten zu einem Kondomurinal zu beraten, erfordert ein hohes Maß an Professionalität. Für beide Seiten (insbesondere aber für den Patienten) ist – gerade bei gegengeschlechtlichen Interaktionspartnern (Patient und Pflegefachfrau) das Thema schambesetzt, da Kondome üblicherweise mit Geschlechtsverkehr in Verbindung gebracht werden und beim Anlegen des Kondomurinals Manipulationen am Penis wie Ziehen, Drücken und Halten unabdingbar sind. Zudem ist es deutlich einfacher bei einem erigierten Penis das Kondomurinal anzulegen als bei einem nicht-erigierten oder sogar retardiertem Penis.

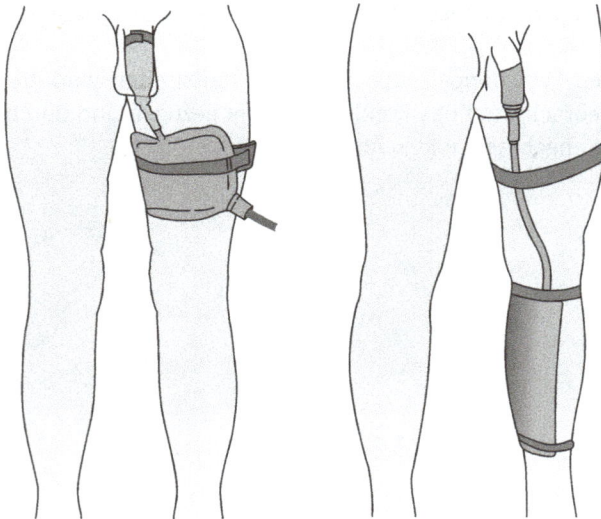

Abb. 3.6: Varianten von Beinbeuteln.

Die Pflegefachfrau im Kontinenzzentrum weiß um diese besonderen Aspekte. Sie erkennt Herrn Hans Schamgefühl empathisch und entspannt die Beratungssituation, in dem sie die ungewöhnliche Situation (für Herrn Hans) offen anspricht. Sie wählt und benennt bei der Erklärung des Vorgehens die korrekten Begrifflichkeiten (Penis,

Kondomurinal) ohne sie umgangssprachlich oder in einer verniedlichten Form aus-
zudrücken oder sie gänzlich zu vermeiden. Damit zeigt sie dem Patienten, dass es
sich für sie um ein normales Vorgehen in ihrem professionellen Setting handelt. So
verhindert sie eine Zunahme des Schamerlebens bei Herrn Hans und hilft ihm damit,
die Situation für ihn erträglicher werden zu lassen.

Zunächst erklärt sie Herrn Hans, der ein Kondomurinal noch nie gesehen hat und
um dessen Existenz noch gar nicht wusste, das Prinzip: Der Urin wird, ähnlich wie
bei einem Blasenkatheter in einen Urinbeutel, der am Oberschenkel oder Unterschenkel des Patienten befestigt werden kann, abgeleitet und nicht, wie es bei einer Vorlage der Fall ist, körpernah aufgesaugt. Im Unterschied zu einem Katheter wird kein
Schlauch durch die Harnröhre in die Blase eingeführt, sondern der Urin wird direkt
nach seinem Austreten aus der Urethra, also an der Penisspitze, durch das Kondom
aufgefangen und durch einen kurzen Schlauch, der wiederrum mit dem Schlauch des
Urinbeutels verbunden wird, abgeleitet.

Die Pflegefachfrau zeigt Herrn Hans nun zwei kurze Filme, in denen die Anwendung eines selbstklebenden Kondomurinals und eines Beinbeutels demonstriert
werden. Die Pflegfachfrau stoppt den Film zwischendurch immer wieder und ergänzt
die Inhalte durch weitere Erklärungen. Im Anschluss zeigt die Pflegefachfrau Herrn
Hans mit Hilfe einer Schulungsmappe und Probeutensilien weitere Details zum Kondomurinal. Sie informiert ihn über weitere Varianten von Kondomurinalen, die mit
einem Spezialkleber oder zweiseitigem Klebeband an der Penishaut befestigt werden
müssen. Auch die Hautpflege und die Hygiene sind wichtige Themen. So muss der
Penis bevor das Kondomurinal verwendet wird, gewaschen und gut abgetrocknet
werden und das Kondom sollte nach 24 Stunden (bitte die Herstellerinformation
berücksichtigen) gewechselt werden. Herr Hans zeigt nach anfänglicher Verwirrung
immer mehr Interesse am Kondomurinal und fragt die Pflegefachfrau, ob das auch für
ihn in Frage kommt, er würde diese Technik gerne ausprobieren. Die Pflegefachfrau
überreicht Herrn Hans nun ein Paket, das eine CD-ROM, Broschüren und Utensilien
verschiedener Firmen beinhaltet. Sie informiert Herrn Hans darüber, dass er – falls er
sich für diese Form der Versorgung entscheiden sollte – das Material von der Urologin
verordnet bekommen würde und seine Krankenkasse die Kosten übernehmen wird.
Das Material werde ihm dann von einer Herstellerfirma direkt nach Hause geliefert. Er
kann die Verordnung aber auch bei seinem Apotheker oder einem Sanitätsfachhandel
einreichen und so die Bestellung auslösen. Zusätzlich erhält Herr Hans die Information, dass die Firmen Pflegefachkräfte beschäftigen, die den Patienten bei Problemen
mit der Verwendung unterstützen und auch Hausbesuche anbieten.

Mit einem Kondomurinal und einem Sportbeutel könnte Herr Hans sogar seine
früheren Aktivitäten wie den Fitnesssport wieder aufnehmen. Der Sportbeutel kann
unter einer weiten Trainingshose „versteckt" werden. Sollte sich Urin im Reservoir
ansammeln, so kann dieser sehr einfach und unauffällig auf einer Toilette (oder in
ein mobiles Taschenörtchen) durch Öffnen der Klemme entleert werden. Diese Versorgungsformen würden Herrn Hans wieder mehr Freiheiten gewähren und er könnte

zusammen mit seiner Ehefrau – so wie früher – am gesellschaftlichen Leben teilneh-
men. Unter Umständen würde Herr Hans so auch wieder körperliche Nähe zulassen
können, da es beim Kondomurinal keinen Schlauch gibt, der Schmerzen oder Verletzungen verursachen kann.

Um den Urin aufzufangen entscheidet sich Herr Hans für einen Beutel, der am
Oberschenkel befestigt und in einem Baumwolltuch getragen wird. Dieses System
ist für ihn besonders komfortabel, denn durch den Stoff kommt es nicht zu einem
direkten Kontakt von Haut und Plastik, womit ein Schwitzen der Haut vorgebeugt
wird. Da die Ausscheidungsmenge bei Herrn Hans bei ca. 500 ml in 24 Stunden liegt,
ist der kleine Beutel auch ausreichend. Herr Hans ist mobil und kann den Beutel bei
Bedarf – wie beschrieben – in einer Toilette jederzeit entleeren.

Anleitung zum Umgang mit aufsaugenden Hilfsmitteln

Aufsaugende Hilfsmittel können nur dann optimalen Nutzen erbringen, wenn sie an
die individuelle Situation genau angepasst sind. Bei der Auswahl gilt es, die Menge
des ungewollten Harnverlusts zu bedenken, dieser kann zu unterschiedlichen Zeit-
punkten sehr unterschiedlich sein. Dies kann bedeuten, dass verschiedene Hilfsmittel Anwendung finden müssen, um im Tagesverlauf eine optimale Sicherheit zu
gewährleisten, um Kosten zu sparen und die Umwelt zu schonen. Ein weiterer ent-
scheidender Aspekt ist, dass die Hilfsmittel möglichst selbständig von den Betroffenen angewendet und gewechselt werden können.

Um ein passendes Produkt zu finden, wurde bei Herrn Hans bereits ein Pad-Test
durchgeführt. Dabei zeigte sich, dass Herr Hans die Produkte nicht adäquat verwendet. Die Pflegefachfrau stellt Herrn Hans anhand einiger Demo-Produkte die Mate-
rialien vor, die für Männer geeignet sind. Es ist von Bedeutung anatomisch geformte
Hilfsmittel zu verwenden (siehe Abb. 3.7), da bei Männern der Urin eher im vorderen
Bereich der Einlage aufgefangen werden muss und bei Frauen eher in der Mitte.

Es sind auch Produkte verfügbar, die gewaschen werden können und im Design
herkömmlicher Unterwäsche angepasst sind (siehe Abb. 3.8).

Die folgende Tab. 3.20 gibt eine Übersicht über die unterschiedlichen Produkte
im Bereich der aufsaugenden Hilfsmittel für Frauen und Männer.

Mittlerweile existieren unterschiedliche Kontinenz-Apps (z. B. Apps als Miktionstagebuch und/oder Beckenboden-, Blasen- und Toilettentraining) und auch Hilfsmittel, die über eine digitale Technik verfügen und „wearable" Funktionen anbieten.
So kann beispielsweise über einen Feuchtigkeitssensor die „Auslastung" der Einlage
gemessen und per App auf einem Smartphone überprüft werden. Es gibt auch Mat-
ratzenschoner, die einen Signalton abgeben, wenn die Oberfläche nass wird. In Japan
wurde ein mobiles Ultraschallgerät entwickelt, das mit einem Gürtel am Unterbauch
(vor der Blase) getragen wird und den Füllungszustand der Blase mittels einer App
auf das Smartphone oder die Smartwatch überträgt (DFree®). Durch diese zusätzlichen Funktionen erhalten die Betroffenen die Kontrolle über die Ausscheidung teil-

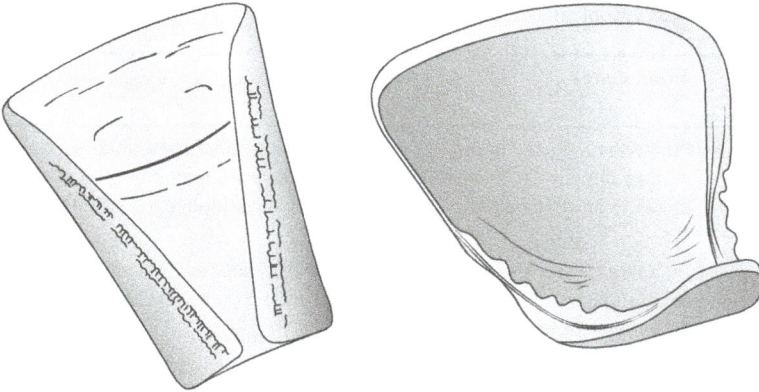

Abb. 3.7: Varianten von anatomisch geformten Vorlagen.

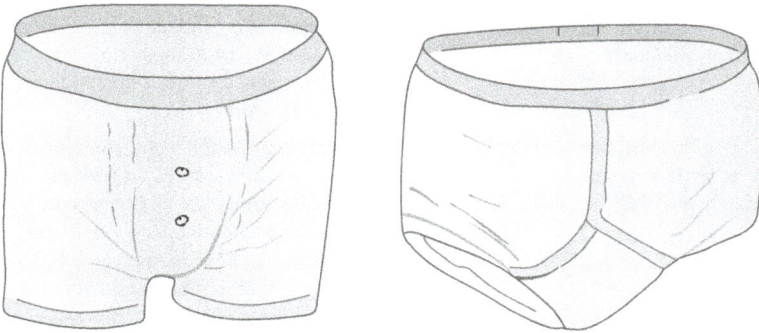

Abb. 3.8: Varianten von waschbaren Inkontinenzpads.

weise zurück und fühlen sich sicherer. Eine Evidenz zur Wirksamkeit dieser Produkte und etwaigen Nebenwirkungen liegt bislang noch nicht vor – hierfür fehlt es an ausreichend klinischen Studien – und somit sind diese Produkte noch nicht als Medizinprodukt zugelassen. Dennoch sind sie über das Internet käuflich zu erwerben und Kontinenzberater sollten in der Lage sein, über diese Angebote gut zu informieren und Patienten in der Anwendung zu beraten, insbesondere hinsichtlich der etwaigen Risiken, wenn sie diese Produkte, quasi in eigener Verantwortung, anwenden möchten.

Da Herr Hans jedoch kein Smartphone besitzt und sich mit digitaler Technik auch nicht gut auskennt, verzichtet die Pflegefachkraft darauf, ihm diese weiteren Optionen zu zeigen.

Tab. 3.20: Übersicht über das Produktangebot im Bereich der aufsaugenden Hilfsmittel [146,147].

Bezeichnung des Hilfsmittels	Anwendung	Praktische Tipps
Einlagen, dünn und diskret	Produkte für Frauen und Männer mit leichter Inkontinenz (Tröpfchenweise)	geruchsbindender Saugkern, ähnlich, wie eine herkömmliche Slipeinlage aber alle Vorteile einer körpernahen Inkontinenzvorlage
Vorlagen	Produkte für Frauen und Männer mit mittlerer bis schwerer Inkontinenz	Produkte sollten ausprobiert werden, da jede Firma andere Maße (Breite, Länge, Dicke) hat
Vorlagen speziell für Männer (*for men active, for men protect* etc.)	Produkte für Männer mit leichter und mittlerer Inkontinenz	speziell auf die männliche Anatomie zugeschnittene Passform
Schutzhosen, auch bei manchen Firmen Inkontinenzslip genannt	Produkte für Frauen und Männer mit mittlerer bis schwere Blasen- und Darminkontinenz	große Speicherleistung, undurchlässige, weiche, geräuscharme Außenfolie, anatomisch geformte Innenbündchen, durch wiederverschließbare Klebestreifen ein sicherer Sitz, jedoch ist das selbständige Anziehen erschwert
Pants Größe richtet sich nach Hüftumfang (45 bis 170 cm)	bei leichtem bis mittlerem Harnverlust	luftdurchlässig, raschelt nicht, starker Saugkern, geruchsbindend, oft eine gute Lösung bei Personen, die an Demenz erkrankt sind und Inkontinenzmaterial nicht akzeptieren (Unterhosengefühl) oder aufgrund einer körperlichen Beeinträchtigung eine Schutzhose nicht selbständig verwenden können
spezielle Unterwäsche (Funktionsunterwäsche)	Produkte für Frauen und Männer mit mittlerer bis schwere Blaseninkontinenz	diese spezielle Funktionswäsche ist auslaufsicher, atmungsaktiv und elastisch. In diese Modelle können anatomisch geformte Einlagen gelegt werden. Es gibt Einmaleinlagen und waschbare Einlagen – Umwelt und Budget werden somit geschont.

Weitere Informationen sind über die Website: https://www.continenceproductadvisor.org verfügbar.

Hilfestellung bei der Umsetzung des Therapieplans in den Alltag

Die Medikamente nimmt Herr Hans laut ärztlicher Anordnung ein. Darin sieht er keine Probleme, er hat sich daran gewöhnt, Medikamente regelmäßig einzunehmen.

Damit er seine Übungen zum Beckenbodentraining nicht vergisst und seine Motivation zur Therapiedurchführung nicht verliert, empfiehlt ihm die Pflegefachkraft an der Badezimmertür eine Liste anzubringen, in die er eintragen kann, wann er das Training durchgeführt hat.

Zur Kompensation der Inkontinenz möchte er überwiegend ein Kondomurinal mit Beinbeutel im Wechsel mit einer anatomisch geformten Inkontinenzvorlage verwenden. Am Tag wird Herr Hans das Kondomurinal mit einem Beinbeutel tragen. In der Nacht will er anatomisch geformte, wiederverwendbare aufsaugende Hilfsmittel nutzen. Die Inkontinenzvorlagen trägt er auch, um der Haut am Penis „Erholungspausen" zu verschaffen, er möchte nicht, dass es zu Entzündungen kommt und er das Kondomurinal über längere Zeit nicht tragen kann.

Außerdem wird er sich für die Nacht eine Urinflasche aus dem Sanitätshandel kaufen, die er nachts für den Weg zu Toilette nutzen kann um Urin, der trotz Blasentraining (also ruhiger und entspannter Atmung) austritt, auffangen zu können.

Mit der Kombination aus dem neuen Medikamentenplan, einem angepassten Trinkverhalten, dem Blasentraining und dem Beckenbodentraining glaubt er, die Dranginkontinenz „in den Griff" zu bekommen und hofft, dass sich auch die Belastungsinkontinenz verbessert. Er freut sich über die vielen Optionen, die er nun zur Verfügung hat und nimmt sich vor, die Hilfsmittel auszuprobieren. An dem Miktionstagebuch gefällt ihm, dass er seine Harnmengen kontrollieren und seine Produkte gezielter demnach auswählen kann. Er ist froh, sein „kompliziertes Sicherheitssystem" zukünftig vielleicht nicht mehr anlegen zu müssen und stattdessen „fast wieder so etwas wie eine Unterhose" tragen zu können, die nicht wie Windeln oder Damenbinden aussehen.

3.7.3 Physiotherapeutische Interventionen

Herr Hans nimmt den nächsten Physiotherapietermin mit dem Wissen wahr, dass ihn Beckenbodentraining erwartet. Beckenbodentraining zur Behandlung der Inkontinenz basiert auf der Vorstellung, dass durch die Kräftigung der Beckenbodenmuskultur eine Reduktion der Inkontinenzsymptomatik herbeigeführt werden kann, da die physiologischen Kräfteverhältnisse wiederhergestellt werden [18]. So erläutert die Physiotherapeutin Herrn Hans weiter, dass mit gezielten Übungen zur Muskelkräftigung sowie Übungen zur Verbesserung der Körperwahrnehmung, insbesondere im Becken- und Genitalbereich, die Kontinenzsituation verbessert werden kann. Auch wird sie ihm sogenanntes Handlungs- und Effektwissen vermitteln [149], dass es Herrn Hans ermöglicht, die Übungen und Aktivitäten korrekt durchzuführen und er zudem die beabsichtigten Wirkungsweisen in Bezug auf seine Harninkontinenz kennen und verstehen lernt. Auch wird die Physiotherapeutin dem Patienten weitere praktische Alltagstipps geben, wie er sich zum z. B. in einer plötzlichen Belastungssituation mit drohendem ungewollten Urinverlust verhalten kann.

Die Physiotherapeutin führt nun das Beckenbodentraining wie folgt durch: Unter Palpationskontrolle wird das korrekte Anspannen und Entspannen instruiert mit den Worten „Stellen Sie sich vor, Sie möchten die Harnröhre schließen, als ob Sie Wasser zurückhalten wollen und den After schließen, als ob Sie einen Wind zurückhalten wollen!". Nachdem die Ansteuerung des Beckenbodens funktioniert, kann das Bio-feedbacktraining mittels EMG beginnen. Elektrostimulation ist bei Herrn Hans nicht notwendig, da er das Beckenbodentraining gut umsetzen kann.

Darüber hinaus erhält Herr Hans die Instruktion beim Anspannen des Becken-bodens auszuatmen und beim Entspannen wieder einzuatmen.

Beckenbodentraining korrekt:
– Anspannen – Ausatmen (AA)
– Entspannen – Einatmen (EE)
– Kurz: AA – EE

Als Hilfestellung, die Übungen täglich durchzuführen, bekommt er einen kleinen Aufkleber mit einem Smiley, den er in der Küche an einem Schrank anbringt, weil er dort auf dem Küchenstuhl üben möchte und dadurch ans Üben erinnert wird. Das korrekte Verhalten, um den Harnverlust unter Belastung zu reduzieren, ist zum Bei-spiel das bewusste Anspannen des Beckenbodens vor und evtl. während des Hustens bei aufgerichtetem und rotiertem Oberkörper. Diese Maßnahme reduziert die Häufig-keit und Menge des Harnverlusts nachweislich [150,151].

Das Miktionstagprotokoll kann auch im Rahmen des Beckenbodentrainings ein-mal wöchentlich jeweils für 24 Stunden zur Beobachtung des Therapieverlaufs ge-nutzt werden.

Das Entleerungsverhalten wurde bereits bei der ersten Untersuchung durch die Physiotherapeutin korrigiert und wird in Folge überprüft und optimiert.

Der Trainingsaufbau im Sinne des „motor learnings", des Motorischen Lernens, ist so gestaltet, dass zunächst die Wahrnehmungsfähigkeit geschult werden sollte, dann korrekte Anspannungs- und Entspannungsfähigkeit und erst anschließend mit dem Kraftaufbau begonnen wird, wobei das Krafttraining besonders betont wird [152]. Im Folgenden werden Trainingsparameter geschildert, die überwiegend noch nicht auf ihre Evidenz geprüft wurden, aber von Experten empfohlen werden.

Ein Beckenbodentraining zur Wahrnehmungsschulung sollte mit 40 bis 60 Pro-zent der Maximalkraft während zehn Sekunden bis zur Ermüdung mit maximal 30 Wiederholungen durchgeführt werden. Hier kommen häufig Methoden zum Ein-satz, die den Druck auf den Beckenboden sanft und kurzfristig erhöhen, um die Wahr-nehmung zu fördern (Sensibilität), wie z. B. dem Sitz auf einem zusammengerollten Handtuch, das längs auf einen Hocker gelegt wird.

Das korrekte Anspannen und Entspannen wird mit der entsprechenden Atmung kombiniert und verbal und taktil von der Physiotherapeutin begleitet, bis bei dem Patienten ein Automatismus eingetreten ist (Selektivität).

Anschließend wird mit dem Krafttraining begonnen, wobei drei Mal drei Maxi-malkontraktionen während sechs bis acht Sekunden, drei Mal täglich, zwei bis drei Mal wöchentlich empfohlen werden [21]. Diese Empfehlung ist evidenzbasiert.

Die Basisinstruktionen erfolgten meist im Liegen, um die Konzentrations- und Wahrnehmungsfähigkeit des Patienten zu unterstützen. Möglichst rasch sollte das

Training in funktionellen Ausgangsstellungen und Bewegungsabläufen wie Sitzen, Stehen, Aufstehen vom Stuhl oder Bett usw. erfolgen. Die Reflexaktivität bei Druckerhöhung im Bauchraum, z. B. bei Husten, kann nicht direkt trainiert werden. Es ist jedoch möglich, mit gezielter kurzer Maximalspannung des Beckenbodens vor und möglichst auch während der Belastung die Kontinenz kurz- und langfristig wiederherzustellen [151].

Beckenbodentraining kann mit einer Biofeedbackkontrolle (EMG oder Ultraschall in Echtzeit) das Training intensivieren und die Motivation des Patienten deutlich heben [109]. Die Instruktion erfolgt in gleicher Weise, während der Patient die Aktivität der Muskulatur bzw. die Position des Blasenhalses optisch kontrollieren kann.

Bei sehr schwacher oder nur schwer wahrnehmbarer Beckenbodenmuskulatur kann Elektrostimulation einen zusätzlichen Effekt bewirken. Nachdem der Beckenboden korrekt angesteuert und trainiert werden kann, findet der Transfer in den Alltag statt, so dass zunächst Situationen geübt werden, die zu Harnverlust führen und später Alltagsbewegungen, die für die Person relevant sind und durch die Erhöhung des intraabdominalen Drucks zu Harnverlust führen könnten.

3.7.4 Psychotherapeutische Intervention

Die im Kontinenzzentrum tätige Psychologin bespricht mit Herrn Hans in einem zweiten Gespräch (welches nach der Fallkonferenz stattfindet) nochmals die im Erstkontakt vergebenen psychischen Diagnosen (Soziale Phobie und Anpassungsstörung mit längerer depressiver Reaktion). Herr Hans teilt mit, dass er sich zu beiden Störungsbildern belesen habe. Seine Symptome fänden sich eins zu eins in beiden Diagnosen wieder. Er sei sehr dankbar, endlich Worte für seinen mentalen Zustand und sein – wie er es jetzt benennt – „übertriebenes Sicherheitsverhalten" – gefunden zu haben. Auch habe er bereits mehrere psychologische Psychotherapeuten mit Schwerpunkt Verhaltenstherapie wohnortnah kontaktiert und wartet auf deren Rückmeldungen. Er hat sich vorgenommen – sollte er spätestens in einer Woche keine (positive) Rückmeldung erhalten haben – dass er dann die Terminservicestelle der zuständigen Kassenärztlichen Vereinigung (KV Berlin) kontaktiert. Die Psychologin zeigt sich begeistert und lobt ihn für das beherzte und konsequente Vorgehen.

Ergänzend zum Erstgespräch thematisiert die Psychologin nun sein Übergewicht und macht eine Anamnese des Ess- und Bewegungsverhaltens. Hierbei wird deutlich, dass ein Großteil der Gewichtszunahme (10 kg) vor allem innerhalb des letzten Jahres erfolgt ist. Auch davor sei er zwar nicht „gertenschlank" gewesen (Gewicht vor einem Jahr lag bei 85 kg, was bei einer Körpergröße von 178 cm einem BMI von 26,8 kg/m^2, also leichtem Übergewicht entspricht), aber keinesfalls so „schwer" wie aktuell. Sie konstatiert hochkalorisches Essverhalten – die Kriterien für das Vorliegen einer Essstörung im engeren Sinne sieht sie jedoch als nicht erfüllt an. Vielmehr stellt sie bei Herrn Hans mangelndes Wissen über den Kaloriengehalt bestimmter Nahrungsmittel (insbesondere bei Getränken) sowie ein gering ausgeprägtes Bewegungsverhalten fest. Gerade letzteres steht offensichtlich im Zusammenhang mit dem Wegfall der regelmäßig und in hoher Frequenz durchgeführten sportlichen Aktivitäten wie Schwimmen oder Fahrradfahren aufgrund der Harninkontinenz – wie Herr Hans sofort bestätigt. Sie erklärt ihm die negativen gesundheitlichen Folgen von Übergewicht und macht ihn darauf aufmerksam, dass auch starkes Übergewicht (Adipositas) per se ein Risikofaktor für die Entwicklung einer Harninkontinenz sein kann (unabhängig von der Prostatektomie). Sie möchte damit zusätzlich die Therapie- und Veränderungsmotivation des Patienten erhöhen. Sie bittet ihn, in einem Wochenkalender das Ernährungs- und Bewegungsverhalten täglich zu dokumentieren und sich einen Schrittezähler zu besorgen. Diese Dokumentation soll Herr Hans im Rahmen der zukünftigen Psychotherapie regelmäßig besprechen. Ferner empfiehlt sie die Konsultation einer Ernährungsberatung.

Davon ausgehend, dass Herr Hans in den kommenden Wochen einen Therapieplatz erhalten hat und die ambulante Psychotherapeutin/der Psychotherapeut ebenfalls zur Einschätzung des Vorliegens einer *sozialen Phobie* kommt, sind folgende Behandlungsschritte denkbar:

Verhaltensanalyse

Zunächst erarbeitet die Psychotherapeutin mit dem Patienten eine Verhaltensanalyse (etabliertes diagnostisches Instrument in der Verhaltenstherapie), mit der an einer beispielhaften krankheitsassoziierten belastenden Situation das problematische Verhalten, die auslösenden Bedingungen und aufrechterhaltenden Faktoren der sozialen Angststörung identifiziert werden. Die Verhaltensanalyse von Herrn Hans könnte folgendermaßen aussehen:

In Situationen antizipierter oder realer sozialer Exposition, z. B. wenn sich Frau Hans beim Zubettgehen am Abend an ihren Ehemann kuschelt und ihm einen Kuss gibt, gehen Herrn Hans folgende Gedanken durch den Kopf: „Da könnte Urin verloren gehen. Alles wird nass. Das ekelt meine Frau an. Ich bin unattraktiv für sie. Ich bin als Mann nichts mehr wert." (kognitive Reaktion = dysfunktionale Gedanken). Ängste und Sorgen kommen auf, er fühlt sich beschämt, seine Stimmung ist gedrückt (emotionale Reaktion). Herr Hans gerät unter Anspannung, wird innerlich unruhig und bekommt Herzrasen (physiologische Reaktion). Er gähnt, wendet sich von seiner Frau ab und überprüft vorsichtig, ob Unterhose und Unterlage trocken sind (motorische Reaktion). Dadurch tritt bei Herrn Hans eine Reduktion der Anspannung und Angst auf, die als negative Verstärkung bezeichnet wird. Weiter kommt es kurzfristig zu Einschlafstörungen (durch Grübeln über seine Situation) und langfristig zu einem eingeschränkten Sexualleben und der Entfremdung des Paares voneinander. Zudem meidet Herr Hans immer mehr auch andere, alltägliche soziale Situationen. Dadurch kommt es zur einer Abnahme des Selbstbewusstseins und der allgemeinen Lebenszufriedenheit.

Die Vermeidung von sozialen Situationen im Allgemeinen und intimen Kontakten mit seiner Frau im Besonderen kann bei Herrn Hans als Ursache für die Aufrechterhaltung der Angstsymptomatik gesehen werden, weil keine korrigierenden Erfahrungen gesammelt werden können (z. B. dass der Katheter nicht abgeht, Urin nicht immer abgeht oder selbst wenn, dies für seine Frau nur eine geringe oder gar keine Bedeutung hat) und damit keine Gewöhnung (Habituation) erfolgt. Kann eine soziale Situation nicht oder nur schwer vermieden werden (s. obiges Beispiel), finden bei Herrn Hans eine stärkere Selbstaufmerksamkeit („Scannen" des Körpers: „Ist alles trocken?"), ausgeprägtes Sicherheitsverhalten („kompliziertes Sicherungssystem") und die gedankliche Beschäftigung mit der Harninkontinenz („Habe ich alles [Wechselmaterial] dabei?") statt.

Durch diese, teils massiven Einschränkungen in wichtigen Lebensbereichen ist es bei Herrn Hans zur Entwicklung einer depressiven Anpassungssymptomatik gekommen (die Kriterien einer depressiven Episode sieht die Psychologin als nicht erfüllt an). Es ist davon auszugehen, dass sich die Symptome mit erfolgreicher Behandlung der sozialen Angststörung und Wiederherstellung der sozialen Funktionsfähigkeit reduzieren werden.

In einer weiteren Verhaltensanalyse könnte das ungünstige *Ess- und Bewegungsverhalten*, welches bei Herrn Hans in den letzten Jahren, insbesondere im letzten Jahr zu einer Gewichtszunahme führte, analysiert werden. Das Ess- und Bewegungsprotokoll, welches Herr Hans bereits seit der zweiten Konsultation der Psychologin im Kontinenzzentrum führt, liefert hierbei wichtige Informationen.

Therapieziele und Behandlungsschritte

Ausgehend von den Verhaltensanalysen sowie den früheren und späteren Lernerfahrungen und Persönlichkeitsaspekten des Patienten, welche die Psychotherapeutin gesondert (in einer in der kognitiven Verhaltenstherapie so genannten Makroanalyse erhebt; hier nicht aufgeführt), können folgende Therapieziele und Behandlungsschritte abgeleitet (und dann mit entsprechenden psychotherapeutischen Methoden und Interventionen; hier nicht aufgeführt) erreicht werden.

Für das Störungsbild Soziale Phobie:
- Abbau des Sicherheitsverhaltens und (Wieder-)Aufbau sozialer Aktivitäten, insbesondere Verbesserung der intimen Beziehung zur Partnerin, Abbau des Vermeidungsverhaltens in Bezug auf medizinische Untersuchungen,
- Vermittlung adaptiver Bewältigungsmechanismen im Umgang mit Schamaffekten und Schamangst, hier auch Einfordern einer für den Patienten angenehmen Untersuchungs- und Behandlungssituation, die seine Intimsphäre respektiert (kann eingeübt werden durch ein soziales Kompetenztraining, z. B. via Rollenspiele im therapeutischen Setting),

- Korrektur dysfunktionaler Gedanken (z. B. „Ich bin unattraktiv.", „Ich bin als Mann nichts wert.") ggf. unter Einbezug der Ehefrau und Schilderung ihrer Perspektive.

Für den Störungsbereich Essverhalten und Übergewicht:
- Etablierung eines realistischen Wunschzielgewichtes,
- Schärfung der Selbstbeobachtung,
- Vermittlung von ernährungsspezifischem Wissen,
- Aufbau eines günstigen Ernährungs- und Bewegungsverhaltens (ggf. externe Ernährungsberatung, Einbezug der Ehefrau; Wiederaufnahme seiner sportlichen Aktivitäten).

Herr Hans zeigt einen hohen Leidensdruck und eine ausgeprägte Behandlungsmotivation. Beides begünstigt die Prognose im Sinne einer Linderung der psycho-sozialen Beschwerden (einschließlich der Reduktion der depressiven Anpassungssymptomatik bei erfolgreicher Behandlung der sozialen Phobie) im Rahmen einer Langzeittherapie (bei Erstantrag 60 h). Herr Hans wird von der Psychologin über die Formen Kurzzeit- und Langzeittherapie aufgeklärt. Die endgültige Entscheidung über die Anzahl der Therapieeinheiten (24 für Kurzzeittherapie, 60 für Langzeittherapie) trifft die zukünftig behandelnde Psychotherapeutin/der behandelnde Psychotherapeut.

Die Psychologin des Kontinenzzentrums verabschiedet Herrn Hans. Sie fragt ihn, ob er noch offene Fragen habe, was er negiert. Dann übergibt sie ihm eine Karteikarte, auf der sie seine (im Erstkontakt mit ihr) eruierten Behandlungsziele notiert hat und bittet ihn, in regelmäßigen Abständen zu überprüfen (und im Rahmen der geplanten Psychotherapie ggf. anzupassen), inwieweit er seine Ziele bereits erreicht hat. Zuletzt wünscht sie ihm für seine Zukunft alles Gute.

4 Schlussbetrachtung

Harninkontinenz ist insbesondere im Alter ein komplexes Krankheitsgeschehen, welches insbesondere für betroffene Frauen und Männer mit einem großen Belastungserleben einhergeht. Zudem sprechen Betroffene ihre (Harn-)Inkontinenz gegenüber Ärztinnen und Ärzten oft nicht an und bleiben damit unbehandelt, obgleich es eine Vielzahl von medizinischen, pflegerischen und therapeutischen Therapiemöglichkeiten gibt.

Anliegen des vorliegenden Bandes „Harninkontinenz im Alter" war es – anhand der Bearbeitung eines Fallbeispiels – aufzuzeigen wie multifaktoriell die Gesundheitsstörung der Harninkontinenz insbesondere bei älteren und hochbetagten Frauen und Männern sein kann und wie wichtig eine interprofessionelle Betrachtung sowie ein interprofessionelles Zusammenspiel für eine erfolgreiche Behandlung und Versorgung sind. Es wurde deutlich, dass eine Heilung der Inkontinenz als pathophysiologische Erscheinung besonders bei der Gruppe der Älteren nicht alleiniges Ziel der Behandlung sein kann. Vielmehr muss es Ziel sein, unter Einbezug der individuellen Perspektiven der Betroffenen, unter Berücksichtigung der vielfältigen Kontextfaktoren sowie einer Eliminierung von Risikofaktoren die Kontinenzsituation zu verbessern und die Lebensqualität der Betroffenen zu erhöhen.

Um eine solche Herangehensweise zu moderieren, wurde vorliegend das *ICF-Erfassungsblatt für die Anamneseerhebung des interdisziplinären Teams* (siehe Kap. 3.2) angewendet. Dies basiert auf der ICF und ermöglicht eine patientenorientierte Gesundheitsversorgung; es unterstützt ein interprofessionelles Team bei der Entwicklung einer passgenauen Intervention und der Überprüfung der Wirksamkeit des Behandlungsplans.

Berechtigter Kritikpunkt nach Lektüre der vorliegenden Fallbearbeitung anhand des ICF-Erfassungsblattes mag sein, dass es komplex und umfangreich ist. Auch ist die Übertragung in das Inkontinenz-Assessment-Formular ICF-IAF (IAF = *Incontinence Assessment Form*) und die dortige Kodierung gemäß ICF – zumindest zu Beginn und ohne Übung – aufgrund der sehr differenzierten und umfassenden Betrachtungsweise (Unterkapitel) zeitaufwendig. Beides lässt sich somit nur schwer in die Arbeitsabläufe der Gesundheitsfachberufe integrieren. Und tatsächlich findet die ICF als Erhebungs- und Planungsinstrument in Deutschland der Kenntnis der Autorinnen nach derzeit keine praktische Anwendung. Tatsache ist jedoch auch, dass das bio-psycho-soziale Modell, auf dem die ICF fußt, zumindest als theoretischer Ansatz, aber auch teilweise in seiner praktischen Anwendung im Verständnis der Gesundheitswissenschaften verankert ist und sich in den Curricula der Ausbildung der Gesundheitsfachberufe wiederfindet.

Worin besteht nun der Gewinn, ein solches ICF geleitetes Vorgehen in der Versorgungspraxis zu etablieren und in welchen Versorgungsbereichen scheint eine Anwendung besonders angezeigt? – Ausgangspunkt der hier aufgegriffenen Argumentationskette sei das Ziel der Optimierung der Patientenversorgung als ein zunehmend

https://doi.org/10.1515/9783110378306-004

an Bedeutung gewinnender Anspruch aller Berufsgruppen, die in gesundheitsrele-vanten Versorgungsbereichen tätig sind. Zweites Argument sei die Annahme, dass sich insbesondere bei der Versorgung von Frauen und Männern mit chronischen und multimorbiden Krankheitsgeschehen der Behandlungserfolg nicht an der Beseiti-gung, also Heilung, der Krankheit messen lässt, sondern sich vielmehr durch eine ganzheitliche Diagnostik und Behandlung unter Einbezug der Patientenperspektive sowie einer Ressourcenorientierung auszeichnet – also den Grundgedanken des bio-psycho-sozialen Modells widerspiegelt. Und eben dieses „Anforderungsprofil" an einen solchen Versorgungsansatz – insbesondere bezüglich des Patientenklientels, das mehr als eine Akutversorgung benötigt – vereint ein solches ICF-Instrument und moderiert sowie strukturiert damit das diagnostische Vorgehen der gesundheitsrele-vanten Akteurinnen und Akteure sowie die Entwicklung eines Therapieplans. Dies als drittes Argument schließt den Argumentationsbogen für die Anwendung eines ICF-geleiteten Planungs- und Erhebungsinstruments. Die Vorteile eines solchen In-struments liegen mithin in der

- Zusammenführung der interdisziplinären Akteurinnen und Akteure und damit Bündelung eines „Kompetenzpakets",
- Strukturierung der interdisziplinären Arbeits- und Kommunikationsabläufe und damit Vermeiden von „doppelter Anamneseerhebung", von Überschneidungen der Therapiepläne, gegensätzlichen oder nicht zu vereinbarenden Therapieemp-fehlungen oder auch möglicher Kontraindikation von Behandlungen,
- Klarheit der Kompetenzen und Abklärung der Verantwortlichkeiten im gesamten Prozess des Behandlungsgeschehens,
- Einbindung der individuellen Perspektive der Patientin und des Patienten sowie gegebenenfalls deren Angehöriger.

Es bietet sich damit ein Vorgehen, dass ermöglicht, die Einzelteile des Puzzles „op-timaler Behandlungsplan für einen Patienten oder eine Patientin" möglichst effektiv, strukturiert und richtig zusammenzufügen, so dass es am Ende ein für alle Beteiligten vollständiges Bild ergibt.

Die Fallbearbeitung von Herrn Hans hat eindrucksvoll gezeigt, wie zunächst die Liste an Informationen, dokumentiert auf dem ICF-Erfassungsblatt mit jeder profes-sionellen Perspektive gewachsen ist – vergleichbar mit dem Aufdecken aller Puzzle-teile. Es wurde einmal die Relevanz einer jeden Fachebene mit ihren jeweiligen Kom-petenzen deutlich – es zeigte sich wie viele einzelne Puzzleteile aufgedeckt werden konnten. Deutlich wurde jedoch auch, dass das Aufdecken allein nicht genügt, um zu einem stimmigen Bild zusammengefügt zu werden. Es war essenziell, alle fach-spezifisch eruierten Informationen im Rahmen der Fallbesprechung vorliegen zu haben – um im Bild des Puzzles zu bleiben, war es also unabdingbar, dass alle Profes-sionen ihre Puzzleteile offen auf den Tisch legen und sich darüber austauschen wie sie das Bild zusammenfügen. Dabei ist es wichtig, eine wissenschaftliche klinische Diskussion zu führen, in die evidenzbasiertes Wissen, Erfahrungswissen und das

Können aller Expertinnen und Experten einfließt. In Ergänzung um die Patientinnen- und Patientenperspektive erfahren das eine oder andere fachspezifisch relevante Puzzelteil eine größere oder geringere oder sogar keine (im Fall von Herrn Hans z. B. zunächst operative Therapiemaßnahmen) Gewichtung, gemäß dem Anspruch, dass der zu entwickelnde Therapieplan zum Patienten passen muss und nicht zum Experten oder zur Expertin. Dies erfordet neben der fachlichen Expertise auch ein hohes Maß an Empathie, um die Ängste, Bedürfnisse, aber auch individuellen Eigenheiten der Betroffenen zu erkennen und zu berücksichtigen.

Dieser Prozess der Gewichtung der anamnestisch zusammengetragenen Informationen, getragen vom interprofessionellen Austausch auf Augenhöhe und der Berücksichtigung der Patientenperspektive, ermöglicht es in Folge einen optimalen an Leitlinien und Standards orientierten Therapieplan zu entwickeln. In diesem Schritt werden die Puzzleteile geordnet, um dann das Puzzle zusammenzusetzen.

Die Rahmenbedingungen sowie die zeitlichen Ressourcen, die ein solches Vorgehen erfordert, begünstigen die Passgenauigkeit der Therapie und können Komplikationen und Therapieablehnung vermeiden. Die Therapie ist so ausgerichtet, dass die Patientin oder der Patient diese in ihrer und seiner Lebenswelt annehmen und umsetzten kann. Diesbezüglich ist bekannt, dass je konkreter der Behandlungsplan ausgeführt ist, desto höher ist die Wahrscheinlichkeit, dass der Patient oder die Patientin diesen auch umsetzt.

Im Rahmen der Fallbearbeitung im Kontinenzzentrum wurde auf innovative Versorgungsansätze zurückgegriffen, die in der dortigen Leistungsstruktur bereits implementiert waren, wie beispielsweise Patientenschulungen (siehe Kap. 3.7.2). Derartige gesundheitsfördernde und präventive Angebote werden jedoch bislang nur in wenigen, durch Drittmittel (z. B. den Innovationsfond des Gemeinsamen Bundesausschusses) geförderten Modellprojekten realisiert (z. B. „Gesundheitskiosk Billstedt"[12]). – Die (nationale) Aufforderung, neue Versorgungsmodelle zu erproben, die eine verstärkte Partizipation der therapeutischen Gesundheitsfachberufe und der Pflege, mit dem Ziel einer ganzheitlichen Versorgung, beabsichtigen, wächst [153]. Auch ist die Forderung nach mehr Kooperation und Multiprofessionalität nicht neu – der Sachverständigenrat zur Begutachtung der Entwicklung im Gesundheitswesen hat diese Empfehlung bereits in seinem Gutachten 2007 [154] ausgesprochen und in den Folgejahren wiederholt. Im Gutachten von 2014 weitet der Sachverständigenrat seine Empfehlung sogar aus und fordert multiprofessionelle lokale Gesundheitszentren der Primär- und Langzeitversorgung [155]. Dabei sollen die Prinzipien einer umfassenden Versorgung, Multiprofessionalität und teambasierten Arbeitsweise, patientenorientierter Koordination interner Leistungen und eine klare Patienten-/ Nutzerorientierung berücksichtigt werden. Mit diesen Empfehlungen sind die Eckpfeiler für innovative Versorgungsformen gesetzt. Es bleibt, die Rahmengebung von

---

12 https://gesundheit-bh.de/gesundheitskiosk/

Finanzierungsmöglichkeiten gesundheitsförderlicher und präventiver Angebote ab-
zuwarten und zu fordern, so dass derartige Ansätze, die es sicherlich vielfach und in
vielen Bereichen der Gesundheitsversorgung gibt, umgesetzt werden können.

5 Anhang

5.1 Das Fallbeispiel Herr Hans

Die diesem Buch zugrunde liegende Fallbearbeitung beruht auf einem realen Fall: „Herr Hans"[13]. Es handelt sich um eine leicht veränderte Zusammenfassung eines Interviews und der Ergebnisse verschiedener Fragebögen, welche im Rahmen der Dissertation einer der Autorinnen eingesetzt wurden [1]. Zum damaligen Interview erschien Herr Hans in Begleitung seiner Ehefrau (Frau Hans).

Herr Hans ist ein 68-jähriger Rentner und in Berlin geboren; aufgewachsen ist er im Westteil der Stadt. Nachdem er die Schule bis zur 9. Klasse besucht hat, hat Herr Hans im Anschluss eine Ausbildung zum Maurer absolviert und auf Baustellen gearbeitet. Später hat er einen Taxifahrerschein gemacht und ist zusätzlich zu seiner Maurertätigkeit bis zu seiner Berentung mit 60 Jahren im Taxigewerbe tätig gewesen. Im Monat stehen ihm ca. 1.500 Euro zur Verfügung. Nach dem Tod seiner ersten Ehefrau hat er seine zweite und jetzige Ehefrau geheiratet, sie hat ein Kind mit in die Beziehung gebracht. Herr Hans lebt mit seiner Frau in einer Zwei-Zimmerwohnung in Berlin. Zu seinem sozialen Netzwerk gehören seine Partnerin und ihr Sohn, sein Schwager und seine Schwägerin sowie seine Schwester. Als Hobby gibt er an zu lesen. Die vor seiner Erkrankung ausgeübten Aktivitäten wie Fahrradfahren, Schwimmen und Saunieren sowie Fitnesssport, den er gemeinsam mit seiner Ehefrau gemacht hat, hat er eingestellt.

Herr Hans gibt an, seit zwei Jahren an Harninkontinenz erkrankt zu sein. Er selbst führt dies auf eine Prostataoperation zurück, die vor zwei Jahren durchgeführt worden sei:

Herr Hans: „Zuerst habe ich gedacht eben, dass die Sache besser wird, weil das ja bei jedem ist und die heute wieder normal zur Toilette gehen können. Aber es wurde eben mit der Zeit, [...], eben dann doch immer schlechter. Und wir wurden ja darauf hingewiesen vor der Operation, dass eben fünf Prozent dran glauben müssen ... Und da war ich ... bei der Quote war ich bei."

Frau Hans: „Das hat ihn sehr belastet."

Herr Hans: „[...]. Und damit muss ja jeder rechnen. Und da ... ich bin eigentlich immer ein Rechner im Leben gewesen und da habe ich das ... äh nicht so sehr. Ich habe gesagt: Mensch, hör mal, nun bist Du schon 66, na ja, ein bisschen wirst Du doch noch, nicht? [...] dass ich nun da jeden Tag rumrenne oder an der Ecke sitze und sage „Mensch ...", das mache ich nicht. Und ich versuche auch, eben so weiterzuleben, wie vorher, nicht?"

---

13 Der Name des Patienten „Herrn Hans" sowie auch der Name seiner Ehefrau „Frau Hans" wurden aus datenschutzrechtlichen Gründen geändert und entsprechen nicht dem realen Namen des Patienten sowie seiner Ehefrau.

https://doi.org/10.1515/9783110378306-005

Bereits vor der Operation litt Herr Hans unter starkem Harndrang, insbesondere nachts; das führte dazu, dass er bis zu vier Mal die Toilette aufsuchen musste. Teilweise ging Urin verloren, bevor er rechtzeitig die Toilette erreicht hatte. Wenn er das Geräusch von Wasser hörte oder in Kontakt mit Wasser kam, ging auch „manchmal" Urin verloren.

Seit der Operation komme es beim Husten, Niesen oder Lachen und Heben von Gegenständen „immer" zum Abgang von Urin in größeren Mengen (Sandvik's Severity Index = 12; Instrument zur Einschätzung der Schwere der Harninkontinenz, welches die Häufigkeit und die Menge des Urinverlustes erfasst (1–2 Punkte = leichte Ausprägung, 3–6 Punkte = mäßige Ausprägung, 8–9 Punkte = schwere Ausprägung, 12 Punkte = sehr schwere Ausprägung) [156]). Beim Heben eines Bierkastens oder beim Aufstehen von einem Stuhl komme es „manchmal" zum Verlust von Urin.

Zu Beginn der Erkrankung habe er Beckenbodentraining (ohne Biofeedback) in Anspruch genommen. Diese Maßnahme hätte „gar nicht" geholfen. Andere konservative Maßnahmen oder alternative Therapieverfahren habe er bislang nicht probiert. Über die Steuerung des Trinkverhaltens könne er „kaum" einen Effekt verspüren. In der Regel trinke er 2–3 Liter Wasser pro Tag. Seit einigen Wochen nehme er Yentreve ein. Darunter habe sich die Symptomatik bislang „kaum" verbessert. Nebenwirkungen verspüre er nicht. Neben der Harninkontinenz leidet Herr Hans, der mit 95 kg bei einer Körpergröße von 178 cm (BMI: 30 kg/m^2) stark übergewichtig ist, an Hypertonie, Gicht und einer Wirbelsäulenkrümmung. Folgende Medikamente nimmt er ein: Duloxetin, Veratide, ENAHEXAL, Allobeta, ASS. Herr Hans ist Nichtraucher. Er trinkt am Abend eine kleine Flasche Bier (0,33 l), oft weniger.

Durch seine Harninkontinenz fühle er sich extrem belastet (Wert 9,4 auf einer visuellen Analogskala [0 – keine Belastung/10 – maximale Belastung]). Konkret nachgefragt, was ihn am Meisten in Zusammenhang mit der Harninkontinenz belastet, antworten er und seine Frau:

> Herr Hans: „Am meisten stört mich, dass wir nicht mehr so zusammen sind. Das stört mich am meisten. [...]"

> Frau Hans: „Ich kann gar nicht mehr rankommen an ihn, immer hat er Angst, dass es abgeht [Dauerkatheter, Anm. Autorinnen] oder irgendwie. [...] Gerade mal so ne Umarmung oder ein Küsschen, aber mehr? [...]"

> Herr Hans: „Die Nähe fehlt."

> Frau Hans: „Ja genau, die Nähe fehlt. Er hat ja immer Angst, das was bei ihm abgeht. [...], `Du nee, nicht', so geht das los. Ich trau mich gar nicht mehr ran an ihn. ‚Pass auf meinen Schlauch auf, pass auf meinen Beutel auf', so geht das nur [...]"

Seit der Erkrankung übt Herr Hans keinen Geschlechtsverkehr (trotz vorhandener Potenz) aus. Seine Frau sei seine engste Vertraute, von der er sich emotional unterstützt fühlt:

> Herr Hans.: „[...] meine Partnerin [...] Gott sei Dank ... steht zu mir. [...]. Da halte ich mich über Wasser."

> Frau Hans.: „Da ich ein geborener Optimist bin, versuche ich immer, ihn aufzubauen und immer zu sagen ‚Das wird besser.' ‚Du wirst sehen.' ‚Und Du musst nur fest dran glauben.'..."

Von seiner Erkrankung wissen außerdem sein Schwager und seine Schwägerin. Mit ihnen könne er auch gelegentlich über seine Erkrankung sprechen. Im Freundes- und Bekanntenkreis sei niemand informiert. Auch der Sohn seiner Partnerin sowie seine Schwester – obwohl diese zu seinem engsten Netzwerk gehören – wissen nicht über seine Harninkontinenz Bescheid. Herr Hans ist Mitglied in einer Selbsthilfegruppe. Über Fachbücher, Zeitschriften und das Fernsehprogramm informiere er sich regelmäßig über die Erkrankung.

In den ersten drei Monaten seiner Erkrankung habe Herr Hans (mit insgesamt drei Ärzten (2 Urologen, 1 Internist) und einer Ärztin (Dermatologin) über die Harninkontinenz gesprochen. Seitdem versuche er, Ärzte so gut es geht zu meiden. Wenn er an die Zeit im Krankenhaus zurück denkt, insbesondere an die dort erfolgten Nachuntersuchungen oder Gespräche des Personals (in der Visite, wo auch jüngere Praktikantinnen oder Studentinnen [„das weiß ich nicht mehr genau"] dabei gewesen seien, würde er sich am Liebsten „immer noch in Luft auflösen"). Die Vorstellung, nochmal eine vergleichbare Operation erleben zu müssen, sei für ihn „der blanke Horror".

Seit circa 21 Monaten trägt Herr Hans einen Dauerkatheter, der alle sechs Wochen vom Urologen gewechselt werde. Zusätzlich verwende er Kontinenzhosen (Tena pants) und mehrere Unterhosen übereinander, die er mit zerschnittenen „Wanderstrümpfen", umfunktioniert zu Hosenträgern, befestigt. Er selbst spricht von einem „kompliziertem Sicherungssystem", was zur Folge hat, dass er nun, so

> Frau Hans: „[...] morgens im Bad eine Stunde benötigt und ich selbst 10 Minuten."

Unterwegs nehme er als „Vorsichtsmaßnahme" Wechselbeutel und Kontinenzhosen mit.

> Frau Hans.: „Das beruhigt ihn."

> Herr Hans: „Das beruhigt mich. Wenn ich das auch bis zum Auto schleppen muss, aber so ist es."

Vor der Versorgung mit einem Dauerkatheter habe er Windeln getragen (pampers).

Herr Hans: „Wäre das jetzt nicht mit dem Beutel gekommen […], würde ich jetzt nach … äh fast zwei Jahren mit Pampers rumlaufen, dann würde die Sache höchstwahrscheinlich bei mir noch mieser aussehen …"

Die Versorgung mit Windeln habe zu schambesetzen Inkontinenzereignissen geführt.

Herr Hans: „[…] kam es einmal dazu bei Bekannten, dass ich in so einem Sessel da draußen im Garten … und das ist mir … da werde ich irre, das darf mir nie wieder passieren. […] ist durch die … dass ich das noch nicht mal gemerkt habe, dass die eben so prall voll war, nicht? War mir total peinlich. Auch … das wäre mir sogar … äh ulkig oder auch peinlich gewesen zu Hause, denn ich bin immer so ausgerüstet, die lachen schon immer alle über mich. Was ich da reinlege, da dürfte im Grunde genommen keine Decke und nichts nass werden. Zu damaliger Zeit, heute kann ja eigentlich nichts mehr nass werden …"

Aber auch mit der Dauerkatheter-Versorgung sei es zu als unangenehm empfundenen Erlebnissen gekommen.

Frau Hans ergänzt: „Na ja, einmal unterwegs, da war Deine Hose ganz nass."

Herr Hans: „Ja, da ist der Schlauch abgegangen. Da bin ich auch sehr vorsichtig und da fühle ich auch ein paar Mal am Tag. Aber da ist der raus. […] Da war ich unterwegs. Aber das war so … Ich weiß nicht, ob ich da, war wohl im Winter auch, Mantel anhatte oder eine längere Jacke. Und da ist es dann bei mir schon nicht mehr so schlimm. Was ich diesen Winter mit diesem Beutel erlebt habe, wir gehen ja gerne spazieren und ich bin da auch bei 19 Grad gegangen. Ich sagte: „Nun müssen wir aufpassen, damit uns da nicht was einfriert. (lacht)"

Seine Kontinenzhosen, deren Kosten „nicht gerade gering" seien, kaufe Herr Hans in einer Apotheke, in der er den (männlichen) Apotheker mittlerweile gut kenne. Während der Nacht lege er zusätzlich Gummiunterlagen, auf die er weitere Tücher legt, unter das Bettlaken.
Im Umgang mit seiner Erkrankung helfe ihm sein „Galgenhumor."

Herr Hans: […] Ich habe eigentlich immer Nerven und mache noch Witze und so, nicht?"

Frau Hans: „Er reagiert sich ab, indem er schimpft über Politiker und … (lacht). Er schimpft dann ‚Ist ja unmöglich.' und all so was …"

Herr Hans: „Da lasse ich dann Dampf ab? …".

Literatur

[1] Ahnis A. Bewältigung von Inkontinenz im Alter. Subjektives Belastungserleben, Krankeitsverarbeitung und subjektives Wohlbefinden bei alten Menschen mit Harn- und Analinkontienz. Bern: Hans Huber; 2009.

[2] Cheater F, Castleden C. Epidemiologie and classification of urinary incontinence. Bailliere's Clinical Obstetrics and Gynaecology. 2000:183–205.

[3] Beutel ME, Hessel A, Schwarz R, Brähler E. Prävalenz der Urininkontinenz in der deutschen Bevölkerung. Der Urologe. 2005;A44:232–8.

[4] Botlero R, Urquhart DM, Davis SR, Bell RJ. Prevalence and incidence of urinary incontinence in women: review of the literature and investigation of methodological issues. Int J Urol. 2008;15:230–4. doi:10.1111/j.1442-2042.2007.01976.x.

[5] Schreiber Pedersen L, Lose G, Høybye MT, et al. Prevalence of urinary incontinence among women and analysis of potential risk factors in Germany and Denmark. Acta Obstet Gynecol Scand. 2017;96:939–48. doi:10.1111/aogs.13149.

[6] Boguth K. Harninkontinenz im Pflegeheim: Prävalenz, Inzidenz und Remission, Risiko- und Schutzfaktoren. 1st ed. Bern: Huber; 2009.

[7] Kirschner-Hermanns R, Jakse G. Reversible Störungen der Kontinenz im Alter. NeuroGeriatrie. 2006:85–8.

[8] Jünemann K. Inkontinenz im Alter. Urologe (A). 2002:338–41.

[9] Schumacher S. Epidemiologie und Ätiologie der Harninkontinenz im Alter. Der Urologe. 2007;46:357–62. doi:10.1007/s00120-007-1315-8.

[10] Dugan E, Roberts CP, Cohen SJ, et al. Why older community-dwelling adults do not discuss urinary incontinence with their primary care physicians. Journal of the American Geriatrics Society. 2001;49:462–5. doi:10.1046/j.1532-5415.2001.49094.x.

[11] Cohen SJ, Robinson D, Dugan E, et al. Communication between older adults and their physicians about urinary incontinence. J Gerontol A Biol Sci Med Sci. 1999;54:M34-7. doi:10.1093/gerona/54.1.m34.

[12] van den Brink-Muinen A, van den Dulmen S, Messerli-Rohtbach V, Bensing JM. Do gender-dyads have different communication patterns? A comparative study in Western-European general practices. Patient Education and Counseling. 2002;48:253–64.

[13] Roter DH, Hall JA, Aoki Y. Physician Gender effects in Medical Communication: A Meta-analytic Review. Journal of the American Medical Association. 2002;288:756–64.

[14] Hall JA, Roter DL. Do patients talk differently to male and female physicians? A meta-analytic review. Patient Education and Counseling. 2002;48:217–24.

[15] Elsner S, Juergensen M, Faust E, et al. Urinary incontinence in women: treatment barriers and significance for Danish and German GPs. Fam Pract 2019. doi:10.1093/fampra/cmz077.

[16] Kummer K. Kommunikation über Inkontinenz: ein Thema zwischen alten Patienten, Ärzten und Pflegenden? Bern: Hans Huber; 2011.

[17] Deutsches Netzwerk für Qualitätsentwicklung in der Pflege (DNQP) (editor). Expertenstandard Förderung der Harnkontinenz in der Pflege. Osnabrück: DNQP; 2014.

[18] Becher K, Bojack B, Ege S, et al. S2e-Leitlinie Harninkontinenz bei geriatrischen Patienten, Diagnostik und Therapie. 2019. https://www.awmf.org/uploads/tx_szleitlinien/084-001m_S2e_Harninkontinenz_geriatrische_Patienten_Diagnostik-Therapie_2019-01.pdf. [01.11.2020]

[19] Deutsches Netzwerk für Qualitätsentwicklung in der Pflege (DNQP) (editor). Methodisches Vorgehen zur Entwicklung, Einführung und Aktualisierung von Expertenstandards in der Pflege und zur Entwicklung von Indikatoren zur Pflegequalität auf Basis von Expertenstandards. Osnabrück: DNQP; 2019.

[20]   Abrams P, Cardozo L, Wagg A, Wein AJ, editors. Incontinence: 6th International Consultation
        on Incontinence, Tokyo, September 2016. 6th ed. Bristol; 2017.
[21]   Bernards ATM, Berghmans LCM, van Heeswijk-Faase IC, et al. KNGF Guideline on Stress
        Urinary Incontinence: KNGF. Supplement to rhe NEderlands Tijdschrift voor Fysiotherapie.
        2011;121.
[22]   World Health Organization. International Classifictaion of Functioning, Disability and Health.
        Geneva: World Health Organization; 2001.
[23]   Kuhlmey A. Altern: Gesundheit und Gesundheitseinbußen. In: Kuhlmey A, Schaeffer D, editors.
        Alter, Gesundheit und Krankheit. Bern: Huber; 2008. p. 85–96.
[24]   Staudinger UM. Fremd- und Selbstbild im Alter: Innen- und Außenansicht und einige Kon-
        sequenzen. In: Kielmansegg P, Häfner H, editors. Alter und Altern: Wirklichkeiten und
        Deutungen; 2012. p. 187–200.
[25]   Milsom I, Coyne KS, Nicholson S, et al. Global prevalence and economic burden of ur-
        gency urinary incontinence: a systematic review. Eur Urol. 2014;65:79–95. doi:10.1016/j.
        eururo.2013.08.031.
[26]   Hunskaar S, Burgio K, Diokno A, et al. Epidemiology and natural history of urinary inconti-
        nence (UI). In: Abrahms P, Cardozo L, Khoury S, Wein A, editors. Incontinence. 2nd Interna-
        tional Consulation in Incontinence July 1–3. Plymouth: Health Publications; 2002. p. 165–201.
[27]   Niederstadt C, Gaber E. Harninkontinenz. Berlin: Robert Koch-Institut; 2007.
[28]   Milsom I. Epidemiology of Urinary (UI) and Faecal (FI) Incontinence and Pelvic Organ Prolapse
        (POP). In: Abrams P, editor. Incontinence: 6th International Consultation on Incontinence,
        Tokyo, September 2016. 6th ed. Bristol; 2017.
[29]   Lahmann N, Dassen T. Pflegeprobleme in Deutschland: Ergebnisse von 10 Jahren Forschung in
        Pflegeheimen und Kliniken 2001–2011. Berlin: Charité – Universitätsmedizin Berlin; 2011.
[30]   Manski D. Urologielehrbuch.de. Stadtbergen: Manski, Dr. Dirk; 2019.
[31]   Constantinou CE, Govan DE. Spatial distribution and timing on transmittes and reflexy
        generated urethral pressures in healthy women. The Journal of Urology. 1982:964–9.
[32]   Niederstadt C, Doering T. DEGAM-Leitlinie Harninkontinenz Düsseldorf 2004.
[33]   Klingler HC, Madersbacher H, Primus G, et al. Leitlinien Blasenfunktionsstörungen. Journal für
        Urologie und Urogynäkologie. 2007;14:4–27.
[34]   Bo K, Lilleas F, Talseth T, Heland H. Dynamic MRI of pelvic floor muscels in a upright sitting
        position. Neurourol Urodyn. 2001:167–74.
[35]   Stauber M, Weyerstahl T. Gynäkologie und Geburtshilfe. 2nd ed. Stuttgart: Thieme; 2005.
[36]   Cresswell AG, Oddson L, Thorstensson A. The influence of sudden perturbations on
        trunk muscle activity and intra-abdominal pressure while standing. Experimemtal Brain
        Research;1994:336–41.
[37]   Critschley D. Instructing pelvic floor contraction facilitates transersus abdominis thick-
        ness increase during low abdominal hollowing. Physiotherapy Research International.
        2002;7(2):65–75.
[38]   Hodges PW, Sapsford R, Pengel LHM. Postural and respiratory functions of the pelvic floor.
        Neurourol Urodyn. 2007:362–71.
[39]   Neumann P, Gill V. Pelvic floor and abdominal muscle interaction: EMG activity and intra-
        abdominal pressure. International urogynecology journal and pellvic floor dysfunction.
        2002:125–32.
[40]   Sapsford RR, Hodges PW, Richardson CA, et al. Co-activation of the abdominal and pelvic floor
        muscles during voluntary exercises. Neurourol Urodyn. 2001:31–42.
[41]   van Kampen M. Beckenbodenrehabilitation. In: van den Berg F, Arendt-Nielsen L, editors.
        Angewandte Physiologie. 2nd ed. Stuttgart: Thieme; 2007. p. 373–382.

[42] Wagg A, Kung LC, Johnson T, et al. Incontinence in frail older persons. In: Abrams P, Cardozo L, Wagg A, Wein AJ, editors. Incontinence 6th Edition (2017). ICI-ICS. International Continence Society. Bristol UK; 2017. p. 1309–1442.

[43] Goepel M, Schwenzer T, May P, Sökeland J, Michel M. Harninkontinenz im Alter. Deutsches Ärzteblatt. 2002:A2614-A2624.

[44] Primus G, Heidler H. Leitlinien Balsenfunktionsstörungen. Journal für Urologie und Urogynäkologie. 2003;10.

[45] Fonda D, Benvenuti F, Cottenden A, et al. Urinary incontinence and bladder dysfunktion in older persons. In: Abrahms P, Cardozo L, Khoury S, Wein A, editors. Incontinence. 2nd International Consulation on Incontinence July 1–3. Plymouth: Health Publications; 2002. p. 625–695.

[46] Coppola L, Caserta F, Grassia A, et al. Urinary incontinence in the elderly: relation to cognitive and motor function. Arch Gerontol Geriatr. 2002;35:27–34. doi:10.1016/s0167-4943(01)00213-8.

[47] Resnick N. An 89-year-old women with urinary incontinence. Journal of the American Medical Association. 1996:1832–40.

[48] Resnick N. Urinary incontinence. Lancet. 1995:94–100.

[49] Kreienbrock L, Pigeot I, Ahrens W. Epidemiologische Methoden. 5th ed. Berlin: Springer Spektrum; 2012.

[50] Inouye SK, Studenski S, Tinetti ME, Kuchel GA. Geriatric Syndroms: CLinical, Research and Policy Implications of a Core Geriatric Concept. Journal of American Geriatric Society. 2007;55:780–91.

[51] DuBeau CE, Kuchel GA, Johnson T, Palmer MH, Wagg A. Incontinence in the Frail Elderly. In: Abrams P, Cardozo L, Khoury S, Wein AJ, editors. Incontinence 4th Edition (2009). ICI-ICS. International Continence Society. Bristol UK; 2009. p. 961–1024.

[52] Katz S. Assessing self-maintenance: Activities of daily living, mobility and instrumental activities of daily living. Journal of the American Chemical Society. 1983;31:721–6.

[53] Welz-Barth A, Garcia-Schürmann C, Füsgen I. Inkontinenz, Demenz und Multimorbidität-Prädiktive Faktoren für Pflegebedürftigkeit und Heimunterbringung. Wiener medizinische Wochenschrift. 1998:305–8.

[54] Kemmer H, Mathes AM, Dilk O, Gröschel A, Grass C, Stöckle M. Obstructive sleep apnea syndrome is associated with overactive bladder and urgency incontinence in men. Sleep. 2009;32:271–5.

[55] Holt S, Schmiedl S, Thürmann PA. PRISCUS-Liste potenziell inadäquater Medikamente für ältere Menschen; 2011. https://media.gelbe-liste.de/documents/priscus-liste.pdf [01.11.2020]

[56] Holt S, Schmiedl S, Thürmann PA. Potenziell inadäquate Medikation für ältere Menschen: Die PRISCUS-Liste. Deutsches Ärzteblatt. 2010;107:543–515.

[57] Goepel M, Kirschner-Hermanns R, Welz-Barth A, Steinwachs K-C, Rübben H. Harninkontinenz im Alter: Teil 3 der Serie Inkontinenz. Deutsches Ärzteblatt. 2010;107:531–6.

[58] Langbein K, Martin H-P, Weiss H. Bittere Pillen: Nutzen und Risiken der Arzneimittel : ein kritischer Ratgeber. 2018th ed. Köln: Kiepenheuer & Witsch; 2018.

[59] Landi F, Cesari M, Russo A, et al. Potenzially reversible risk factors and urinary incontinence in frail older people living in community. Age Ageing. 2003;32:194–9. doi:10.1093/ageing/32.2.194.

[60] Füsgen I. Harninkontinenz im Alter--state of the art. Z Gerontol Geriatr. 2005;38 Suppl 1:I4-9. doi:10.1007/s00391-005-1102-3.

[61] Herdman H, Kamitsuru S, editors. NANDA-I-Pflegediagnosen: Definitionen und Klassifikationen 2018–2020. Kassel: RECOM; 2019.

[62] Stefan H, Allmer F. Praxis der Pflegediagnosen. Wien: Springer; 2000.

[63] Niederstadt C. DEGAM-Leitlinie Harninkontinenz – eine gekürzte Fassung der Langversion: Wie viel Diagnostik und welche Therapien sind sinnvoll? Zeitschrift für Allgemeinmedizin. 2004;80:523–8.

[64] Ouslander J, Schnelle J. Incontinence in the Nursing Home. Annals of Internal Medicine. 1995:438–49.

[65] Brandeis G, Baumann G, Hossain M, Morris J, Resnick N. The prevalence of potentially remediable urinary Incontinence in frail older people: A study using the Minimum Data Set. Journal of American Geriatric Society. 1997:179–84.

[66] Ouslander J, Palmer M, Rovner B, German P. Urinary incontinence in nursing homes: Incidence, remission and associated factors. Journal of American Geriatric Society. 1993:1083–9.

[67] Dowling-Castronovo A, Specht JK. How to try this: Assessment of transient urinary incontinence in older adults. Am J Nurs. 2009;109:62–71; quiz 72. doi:10.1097/01. NAJ.0000345392.52704.6 d.L42:URLEND

[68] Salvatore S, Rademakers K, DeLancey JO, et al. Pathophysiology of urinary incontinence, faecel incontinence and pelvic organe prolapse. In: Abrams P, Cardozo L, Wagg A, Wein AJ, editors. Incontinence 6th Edition (2017). ICI-ICS. International Continence Society. Bristol UK; 2017. p. 361–496.

[69] Böhmer F. Vorstellung des österreichischen Konsensuspapiers über Inkontinenztherapien im Alter. In Gesellschaft für Inkontinenzhilfe e. V. (Ed.), Bamberger Gespräche 2000. 2000:56–60.

[70] Mink D. Miktionsstörungen bei Frauen. In: 22. Interdisziplinäres Forum der Bundesärztekammer „Fortschritt und Fortbildung in der Medizin" (Ed.), Miktionsstörung im Alter; 1998. A-961-A-963.

[71] Resnick N. Urinary incontinence in the elderly. Medical Grand Rounds. 1984:281–90.

[72] Deutsche Gesellschaft für Allgemeinmedizin (DEGAM). Harninkontinenz. DEGAM-Leitlinie Nr. 5. Düsseldorf: omikron publishing; 2004.

[73] Abrams P, Cardozo L, Fall M, et al. The standardisation of terminologie of lower urinary tract function. Neurourol Urodyn. 2002:167–78.

[74] Sökeland J. Harninkontinenz. In: Platt D, editor. Altersmedizin – Lehrbuch für Klinik und Praxis. Stuttgart: Schattauer Verlagsgesellschaft mbH; 2008. p. 786–795.

[75] Hannestad YS, Rortveit G, Sandvik H, Hunskaar S. 2 A Community-Based Epidemiological Survey of Female Urinary Incontinence: The Norwegian EPINCONT Study. Epidemiology of Incontinence in the Country of Nord-Trondelag. Journal of Clinical Epidemiology. 2000;53:1150–7.

[76] Börgermann C, Kaufmann A, Sperling H, Stöhrer M, Rübben H. Therapie der Belastungsinkontinenz beim Mann: Teil 2 der Serie Inkontinenz. Deutsches Ärzteblatt. 2010;107:484–91.

[77] Deutsches Institut für Medizinische Dokumentation und Information (DIMDI). ICD-10-GM Version 2019, Systematisches Verzeichnis, Internationale statistische Klassifikation der Krankheiten und verwandter Gesundheitsprobleme.: 10. Revision, Stand 21. September 2018: Köln; 2018.

[78] Rosemeier H. Intimität – Umgang mit Scham, Peinlichkeit und Sexualität. In: Rosemeier H, Hoefert H-W, Göpfert W, editors. Intimität und Sexualität. München: Quintessenz; 1993.

[79] Lockot R. Zur Medizinpsychologie der Intimität. In: Lockot R, Rosemeier HP, editors. Ärztliches Handeln und Intimität: Eine medizinisch-psychologische Perspektive. Stuttgart: Enke; 1983.

[80] Ahnis A, Knoll. Psychosocial burden of the elderly with incontinence – a qualitative analysis. Zeitschrift für Gerontologie und Geriatrie. 2008:251–60.

[81] Beutel M. Verarbeitung chronischer Krankheit. Theorien, Forschung und Möglichkeiten praktischer Hilfen an ausgewählten Krankheitsbildern. Weinheim: VCH; 1988.

[82] Merbach M, Brähler E, Klaiberg A. Partnerschaft und Sexualität in der zweiten Lebenshälfte 2004.

[83] Bucher T, Hornung R, Gutzwiller F, Buddenberg C. Sexualität in der zweiten Lebenshälfte. Erste Ergebnisse einer Studie aus der deutschsprachigen Schweiz. In: Berberich H, Brähler E, editors. Sexualität und Partnerschaft in der zweiten Lebenshälfte. Gießen: Psychosozial; 2001. p. 105–127.

[84] Klaiberg A, Brähler E, Schumacher J. Determinanten in der Zufriedenheit mit Sexualität und Partnerschaft in der zweiten Lebenshälfte. In: Berberich H, Brähler E, editors. Sexualität und Partnerschaft in der zweiten Lebenshälfte. Gießen: Psychosozial; 2001. p. 105–127.

[85] Brähler E. Sind sie in den letzten 12 Monaten mit jemandem intim gewesen? Ergebnisse einer deutschen Repräsentativbefragung. Zeitschrift für Medizinische Psychologie. 1999:129–40.

[86] Brähler E, Unger U. Sexuelle Aktivität im höheren Lebenslater im Kontext von Geschlecht, Familienstand und Persönlichkeitaspekten – Ergebnisse einer repräsentativen Befragung. Zeitschrift für Gerontologie. 1994:110–5.

[87] Brodmann Maeder M, Fliedner M. Interprofessionalität – Realität oder Mythos? Schweizerische Ärztezeitung. 2016;97:130–1.

[88] World Health Organization. Framework for Action on Interprofessional Education & Collaborative Practice; 2010.

[89] Deutsches Institut für Medizinische Dokumentation und Information (DIMDI), WHO-Kooperationszentrum für das System Internationaler Klassifikation. Internationale Klassifikation der Funktionsfähigkeit, Behinderung und Gesundheit, ICF. Genf; 2005.

[90] World Health Organization (WHO). Verfassung der Weltgesundheitsorganisation. 0.810.1. 2014. https://www.admin.ch/opc/de/classified-compilation/19460131/201405080000/0.810.1.pdf. [29.10.2020]

[91] Köhler B, Marks D. Die ICF und der Einsatz von ICF-Core-Sets in der klinischen Praxis. In: Wirz M, Köhler B, Marks D, Kool J, Sattelmayer M, Oesch P, et al., editors. Lehrbuch Assessments in der Rehabilitation. 1st ed. Bern: Huber; 2014.

[92] Gass S, Kuhn M, Koenig I, Radlinger L, Koehler B. Development of an ICF-based questionnaire for urinary and/or fecal incontinence (ICF-IAF): The female patients' perspective using focus groups (subproject). Neurourol Urodyn. 2019;38:1657–62. doi:10.1002/nau.24031.

[93] Kuhn M, Gass S, Koenig I, Radlinger L, Koehler B. Development of an ICF-based questionnaire for urinary and/or fecal incontinence (ICF-IAF): The male patients' perspective using focus groups. Neurourol Urodyn. 2019;38:1663–8. doi:10.1002/nau.24034.

[94] König I, Kuhn M, Radlinger L, Koehler B. Development and validation of the ICF-Incontinence Assessment Form (ICF-IAF) to identify problems and resources for planning and evaluation of interventions using the Classification of Functioning, Disability and Health of the World Health Organization: Preliminary study. Neurourol Urodyn. 2019;38:1053–66. doi:10.1002/nau.23938.

[95] Bertakis KD. The influence of gender on the doctor-patient interaction. Patient Education and Counseling. 2009;76:356–60.

[96] Carpentino L. Das Pflegediagnosen-Lehrbuch. Bern: Hans Huber; 2014.

[97] Diaz DC, Robinson D. Intitial assessment of urinary incontinence in adult male und female patients. In: Abrams P, Cardozo L, Wagg A, editors. Incontinence 6th Edition 2017: 6th International Consultation of Incontinence, Tokyo, September 2016; 2016. p. 497–540.

[98] Reuschenbach B, Mahler C. Pflegebezogene Assessmentinstrumente. Bern: Hans Huber; 2011.

[99] Hayder-Beichel D, Boguth K, Saxer S, et al. Harninkontinenz, wo hoch ist die Belastung? Die Schwester / Der Pfleger. 2015;54:38–41.

[100] Deutsche Kontinenz Gesellschaft. Inkontinenz-Fragebogen (ICIQ-SF 2004). 10.07.2020. https://www.urologie-wiesbaden.de/assets/upload/urologie/download/fragebogen-inkontinenz.pdf.

[101] Avery K, Donovan J, Peters TJ, et al. ICIQ: A Brief and Robust Measure for Evaluating the Symtomps and Impact of Urinary Incontinence. Neurourol Urodyn. 2004;23:322–30.

[102] Mahoney FI, Bathel DW. Functional Evaluation. The Barthel-Index. Maryland state medical journal. 1965;14:61–5.

[103] Granger CV, Hamilton BB, Linacre JM, Heinemann AW, Wright BD. Performance profiles of the functional independence measure. American journal of physical medicine & rehabilitation. 1993;72:84–9.

[104] Deutsche Krebsgesellschaft, Deutsche Krebshilfe, AWMF (Leitlinienprogramm Onkoligie). Interdisziplinäre Leitlinie der Qualität S3 zur Früherkennung, Diagnose und Therapie der verschiedenen Stadien des Prostatakarzinoms. 2019.

[105] Otto U, Dombo O. Studie zur Identifikation von Prädiktoren dpe die individuelle Rehabilitationsdauer und den langfristigen Rehbilitationserfolg. Patienten mit Prostatacarcinom. In: Stationäre Rehabilitation bei Mamma-, Magen- und Prostatacarcinom. p. 85–138.

[106] van den Bergh, Roderick CN, Korfage IJ, et al. Sexual function with localized prostate cancer: active surveillance vs radical therapy. BJU Int. 2012;110:1032–9. doi:10.1111/j.1464-410X.2011.10846.x.

[107] Piechota H, Brühl P, Herthle L, Sökeland J. Katheterdrainage der Harnblase heute. Deutsches Ärzteblatt. 2000;97:A168-A174.

[108] Stuck E. Therapie von Blasendauerkatheter-Problemen. pharma-kritik. 1998;10:5–8.

[109] Haslam F, Laycock J. Therapeutic management of incontinence and pelvic pain. 2nd ed. London: Springer; 2008.

[110] Köwing A, Nijs-Renken L de, Landmesser A. Vaginale und anorektale Untersuchung in der Physiotherapie. Zeitschrift für Physiotherapeuten. 2006;58:2–7.

[111] Dorsch F. Psychologisches Wörterbuch. 13th ed. Bern: Hans Huber; 1998.

[112] Wurmser L. Die Maske der Scham: die Psychoanalyse von Schamaffekten und Schamkonflikten. Bern: Springer; 1993.

[113] Rasmussen JL, Ringsberg KC. Being involved in an everlasting fight – a life with postnatal faecal incontinence. A qualitative study. Scandinavian Journal of Caring Sciences. 2010:108–15.

[114] Schlenger R. Das Tabu bei Patienten und Ärzten brechen. Bericht vom 15. Kongress der Deutschen Gesellschaft für Inkontinenzhilfe, Berlin 2003. Ärztliche Praxis Urologie. 2004;1:16.

[115] Coksuer H, Ercan CM, Haliloglu B, et al. Does urinary incontinence subtype affect sexual function? European Journal of Obstetrics & Gynecolgy and reproductive Biology. 2011:213–7.

[116] Asoglu MR, Selcuk S, Cam C, Cogendez E, Karateke A. Effects of urinary incontinence subtypes on women's quality of life (including sexual life) and psychosocial state. European Journal of Obstetrics & Gynecolgy and reproductive Biology. 2014:187–90.

[117] Vries HF de, Northington GM, Bogner HR. Urinary incontinence (UI) and new psychological distress among community dwelling older adults. Arch Gerontol Geriatr. 2012;55:49–54. doi:10.1016/j.archger.2011.04.012.

[118] Saarni SI, Härkänen T, Sintonen H, et al. The impact of 29 chronic conditions on health-related quality of life: a general population survey in Finland using 15 D and EQ-5D. Quality of Life Research. 2006:1403–14.

[119] Coyne KS, Kvasz M, Ireland AM, et al. Urinary incontinence and its relationship to mental health and health-related quality of life in men and women in Sweden, the United Kngdom, and the United States. Eur Urol. 2011:88–95.

[120] Lung-Cheng Huang C, Ho C, Weng S, et al. The association of healthcare seeking behavior for anxiety and depression among patients with lower urinary tract symptoms: a nationwide population-based study. Psychiatry Research. 2015:247–51.

[121] Bogner HR, O'Donnell AJ, Vries HF de, Northington GM, Joo JH. The temporal relationship between anxiety disorders and urinary incontinence among community-dwelling adults. Journal of Anxiety Disorders. 2011:203–8.

[122] Perry S, McGrother CW, Turner K. An investigation of the relationship between anxiety and depression and urge incontinence in women: development of a psychological model. British Journal of Health Psychology. 2006;11:463–82.

[123] Wittchen H-U, Wunderlich U, Gruschwitz S, Zaudig M. SKID-I. Strukturiertes Klinisches Interview für DSM-IV: Achse I: Psychische Stärungen. Interviewheft. Göttingen: Hogrefe; 1997.

[124] Dilling H, Mombour W, Schmidt MH. Internationale Klassifikation psychischer Störungen: ICD-10 Kapitel (F) Klinisch-diagnostische Leitlinien 2013.

[125] Heim E. Berner Bewältigungsformen: BEFO ; Handbuch. 1st ed. Bern u. a.: Huber; 1991.

[126] Bullinger M. Gesundheitsbezogene Lebensqualität und subjektive Gesundheitin der Medizin: Überblick über den Stand der Forschung zu einem neuen Evaluationskriterium. Psychotherapie, Psychosomatik, Medizinische Psychologie. 1997;47:76–91.

[127] Bullinger M. Lebensqualität: Grundlagen und Anwendungen. In: Petermann F, Bergmann K-C, editors. Lebensqualität und Asthma. Berlin, München: Quintessenz; 1994. p. 17–28.

[128] Aldwin CM, Revenson TA. Does coping help? A reexamination of the relation between coping and mental health. J Pers Soc Psychol. 1987;53:337–48. doi:10.1037//0022-3514.53.2.337.

[129] Chelvanayagam S, Stern J. Using therapeutic groups to support women with faecal incontinence. British Journal of Nursing. 2007:214–8.

[130] Apostolidis A, Nunzio C de, Tubaro A. What determines whether a pateint with LUTS seeks treatment?: ICI-RS 2011. Neurourol Urodyn. 2012:365–9.

[131] Hirsch RD, Bronisch T, Sulz SKD. Psychotherapie im Alter. Editorial. Psychotherape im Alter. 2009;14. Jahrgang, Band 14.

[132] Gerber H, Brüggemann J, Brucker U, et al. Grundsatzstellungnahme Essen und Trinken im Alter. 2014. https://www.mds-ev.de/fileadmin/dokumente/Publikationen/SPV/Grundsatz-stellungnahmen/MDS_Grundsatzstellungnahme_EssenTrinken_im_Alter_Mai_2014.pdf. [09.11.2020]

[133] Wiedemann A, Füsgen I. Urologische Anticholinergika und die Blut-Hirn-Schranke. Arzneimitteltherapie. 2008;26:414–9.

[134] Wu MLY, Wang CS, Xiao Q, Peng CH, Zeng TY. The therapeutic edffect of pelvic floor muscle exercise on urinary incontinence after radical prostatectomy: a neta-analysis. Asian Journal of Andrology. 2019;21:170–6.

[135] Sayilan AA, Özbas A. The Effect of Pelvic Floor Muscle Training on Incontinence Problems after Redical Prostatectomy. American Journal of Mens Health. 2018;12:1007–15.

[136] Goldman HB, Averbeck MA, Bruschini H, et al. Surgical treatment of urinary incontinence in men. In: Abrams P, Cardozo L, Wagg A, Wein AJ, editors. Incontinence 6th Edition (2017). ICI-ICS. International Continence Society. Bristol UK; 2017. p. 1631–1740.

[137] Abel T, Bruhin E, Sommerhalder K, Jordan S. Health Literacy / Gesundheitskompetenz. 2018. https://www.leitbegriffe.bzga.de/alphabetisches-verzeichnis/health-literacy-gesundheits-kompetenz/. [09.11.2020]

[138] World Health Organization (WHO). Health Literacy. The solid facts. Copenhagen: World Health Organization; 2013.

[139] Hochgesand D, Pfeiffer N. Systematische Anticholoinergika: selten kontraindiziert bei GLau-kompatienten. Aktuelle Urologie. 2001:252–5.

[140] Thüroff JW, Abrams P, Andersson K-E, et al. EAU guidelines on urinary incontinence. Eur Urol. 2011;59:387–400. doi:10.1016/j.eururo.2010.11.021.

[141] Schneider T, Sperling H, Rossi R, Rubben H. Do early injections of bulking agents following radical prostatectomy improve early continence? World Journal of Urology. 2005;23:338–42.

[142] Bauer RM, Bastian PJ, Gozzi C, Stief CG. Postprostatectomy incontinence: all about diagnosis and management. Eur Urol. 2009;55:322–33. doi:10.1016/j.eururo.2008.10.029.

[143] World Health Organization (WHO). Global strategic directions for strengthening nursind and midwifery 2016–2020. 2016. https://www.who.int/hrh/nursing_midwifery/global-strategic-midwifery2016-2020.pdf?ua=1. [09.11.2020]

[144] Fritzgerald Miller J. Coping förden – Machtlosigkeit überwinden: Hilfen zur Bewältigung chronischen Krankseins. Bern: Hans Huber; 2003.

[145] Berger C. Enuresis-Diagnostik und Therapie. Journal für Urologie und Urogynäkologie. 2009;16:27–8.

[146] Cottenden A, Fader M, Beeckman D, et al. Management using continence products. In: Abrams P, Cardozo L, Wagg A, Wein AJ, editors. Incontinence 6th Edition (2017). ICI-ICS. International Continence Society. Bristol UK; 2017. p. 2303–2426.

[147] Boguth K, Sonnenberg A. Die richtige Wahl treffen. Altenpflege. 2014;4:40–2.

[148] Saint S, Kaufmann SR, Rogers MA, et al. Condom vs. indwelling urinary catherters: a randomized trail. Journal of American Geriatric Society. 2006;54:1055–61.

[149] Tiemann M. Handlungswissen und Effektwissen. In: Bös K, Brehm W, editors. Handbuch Gesundheitssport. 2nd ed. Schorndorf: Hofmann; 2006. p. 357–368.

[150] Miller JM, Sampselle C, Ashton-Miller JA, Hong GRS, DeLancey JO. Clarification and confirmation of the Knack maneuvre: the effect of volitional pelvic floor muscle contraction to preempt expected stress incontinence. International urogynecology journal and pellvic floor dysfunction. 2008;19:773–82.

[151] Miller JM, Ashton-Miller JA, DeLancey JO. A pelvic muscle contraction can reduce cough-related urine loss in selected women with mild SUI. Journal of American Geriatric Society. 1998;46:870–4.

[152] Bort-Martin I, Martin M. Training bei Inkontinenz nach radikaler Prostatektomie: Das BM-Balance-Konzept – mehr als Beckenboden-Spannungsübungen. B & G Bewegungstherapie und Gesundheitssport. 2008;24:190–6.

[153] Schaeffer D, Hämel K. Kooperative Versorgungsmodelle . eine international vergleichende Betrachtung. In: Jungbauer-Gans M, Kriwy P, editors. Handbuch Gesundheitssoziologie. Berlin: Springer; 2017. p. 1–18.

[154] Sachverständigenrat zur Begutachtung der Entwicklung im Gesundheitswesen (SVR). Kooperation und Verantwortung. 2007. https://www.svr-gesundheit.de/fileadmin/user_upload/Gutachten/2007/Kurzfassung_2007.pdf. [Accessed 12 Jul 2020].

[155] Sachverständigenrat zur Begutachtung der Entwicklung im Gesundheitswesen (SVR). Bedarfsgerechte Versorgung. 2014. https://www.svr-gesundheit.de/fileadmin/user_upload/Gutachten/2014/SVR-Gutachten_2014_Langfassung.pdf. [Accessed 12 Jul 2020].

[156] Sandvik H, Seim A, Vanvik A, Hunskaar S. A severty index for epidemiological surveys of female urinary inconrinence: Comparison with 48-hour pad-weighing tests. Neurourol Urodyn. 2000;19:137–45.

Stichwortverzeichnis

www.ingramcontent.com/pod-product-compliance
Lightning Source LLC
Chambersburg PA
CBHW081109220326
41598CB00038B/7286